LE

DÉLIRE DES GRANDEURS

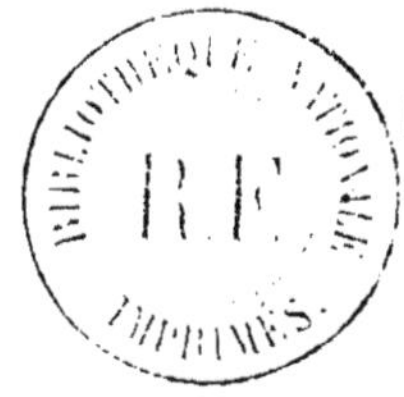

N'EST PAS UN SIGNE EXCLUSIF

DE LA

PARALYSIE GÉNÉRALE PROGRESSIVE

PAR

L. Élie A. LAUTAR

DOCTEUR EN MÉDECINE DE LA FACULTÉ DE PARIS

Ancien interne de l'asile des aliénés de Quimper

PARIS

ALPHONSE DERENNE

52, Boulevard Saint-Michel, 52

1881

A MON PÈRE ET A MA MÈRE CHÉRIS

Éternelle reconnaissance

A MA SŒUR ET A MON BEAU-FRÈRE

BIEN AFFECTIONNÉS

A M. JACORUS

LE MEILLEUR DES AMIS

A LA MÉMOIRE VÉNÉRÉE DE M. BILLON

Ancien receveur-économe de l'asile de Quimper

A M. LE DOCTEUR A. VOISIN

Médecin de la Salpêtrière

A MON PRÉSIDENT DE THÈSE

M. LE PROFESSEUR LASÈGUE

Professeur de clinique médicale à la Faculté de Paris
Médecin de l'hôpital de la Pitié
Membre de l'Académie de Médecine, etc.

A MES AUTRES MAITRES DANS LES HÔPITAUX

M. LE PROFESSEUR POTAIN
M. DIEULAFOY

A M. LE DIRECTEUR DE L'ASILE DE QUIMPER

(Internat 1875-1878)

LE DÉLIRE DES GRANDEURS

N'EST PAS UN SIGNE EXCLUSIF

DE LA PARALYSIE GÉNÉRALE PROGRESSIVE

AVANT-PROPOS ET DIVISION DU SUJET

Notre intention est d'étudier le *délire des grandeurs*, symptôme très commun dans la clinique mentale, de le poursuivre dans toutes les *vésanies* où on l'observe passagèrement ou d'une façon prédominante ; de démontrer par des faits, qu'il n'est pas donné seulement aux médecins des asiles de le voir, qu'on le trouve aussi dans quelques affections aiguës et chroniques des hôpitaux ordinaires ; et, qu'enfin il n'est pas rare dans les accidents maniaques de certaines intoxications.

Tout le monde sait, que depuis le commencement du siècle, époque de la découverte de la paralysie générale, on a accordé au *délire des grandeurs*, comme valeur semiotique dans cette maladie, une importance exceptionnelle. En effet, Bayle (*dans son traité des maladies du cerveau*), considère le *délire ambitieux* au point de vue psychique, comme le symptôme *pathognomonique* de cette fatale maladie.

On n'observe ce *délire*, dit cet auteur, « dans aucune autre forme d'aliénation mentale et dans la *méningite chronique* il se produit toujours à une période ou à une autre de l'affection. Si par hasard il paraît manquer chez certains malades, c'est : ou bien parce que la maladie a évolué tellement rapidement qu'elle s'est terminée par la mort avant que le signe spécifique n'ait eu le temps de se montrer, ou bien parce qu'il aura été passager et n'aura existé qu'au début avant que le malade soit soumis à l'observation d'un médecin éclairé. »

Bayle va plus loin encore quand il ajoute : « Le *délire des grandeurs* a une importance telle que même quand il existe *seul* au début de l'affection, il suffit en l'absence de tout trouble musculaire pour la faire reconnaître. »

Or, aujourd'hui, les faits ne se comptent plus dans lesquels on a vu, ici, la paralysie générale évoluer presque sans trouble psychique apparent, là, au contraire le *délire des grandeurs* atteindre tout ce que l'imagination la plus folle peut rêver de plus étrange sans le moindre trouble paralytique et se terminer tantôt par le retour à la raison, tantôt par la démence absolue.

On comprend dès lors tout ce qu'a d'exagéré et d'exclusif cette opinion de Bayle, qui, quoique de date ancienne, n'en reste pas moins encore comme un fait acquis dans l'esprit des médecins non aliénistes, aussi, est-ce pour réagir contre cette tendance à ne voir que de la paralysie générale partout où il est donné d'observer le *délire des grandeurs*, que sous l'inspiration du savant médecin de la Salpêtrière, M. Voisin, nous avons pris pour sujet de thèse l'étude clinique de cet intéressant symptôme.

Notre travail comprendra quatre parties :

Dans la *première* : nous parlerons du *délire des grandeurs* en lui-même, de ses conditions physiques, de sa fréquence comme phénomène passager dans presque toutes les *vésanies*.

Dans la *deuxième* : nous parlerons de la possibilité de son existence dans quelques affections aiguës et chroniques, ainsi que dans certaines intoxications.

Son importance comme symptôme prédominant dans la mégalomanie et la paralysie générale avec ses caractères respectifs feront le sujet du *troisième chapitre*. Nous terminerons enfin la *quatrième partie* par l'exposé d'un bon nombre de faits cliniques rangés dans l'ordre que nous venons de tracer pour la description des maladies.

Avant d'entrer dans les détails, nous adressons à M. A. Voisin tous nos sincères remerciements pour toutes les indications et conseils qu'il ne nous a pas ménagés et malgré la faiblesse de ce travail il voudra bien, en compagnie de nos maîtres les plus chers, en accepter le modeste hommage.

CHAPITRE PREMIER

On entend par *délire des grandeurs*, celui qui est caractérisé par une exagération maladive de tout ce qui se rapporte à la personnalité (Foville).

« Ceux qui en sont atteints (dit M. Ach. Foville, *Dict. pratique*, p. 39, t. XI) se figurent qu'ils sont beaucoup mieux partagés qu'ils ne le sont en effet, sous le rapport de la beauté, de la naissance, du talent, de la fortune, du pouvoir, de tous les avantages en un mot qui peuvent être départis à l'homme sur la terre. Il peut présenter plusieurs degrés : tantôt le malade ne tire sa satisfaction que de motifs basés sur la réalité, mais dont il s'exagère le côté favorable, n'appréciant rien à sa juste valeur, il s'applaudit de tout, il se vante, se félicite, alors même qu'il aurait le plus raison d'être modeste et de se désoler. D'autres fois il se crée de toutes pièces des éléments d'orgueil et de béatitude qui n'ont pas le prétexte même le plus éloigné dans les choses de la vie réelle. »

Ce *délire des grandeurs* est de tous les *délires vésaniques* celui qu'on rencontre le plus fréquemment dans les asiles. Rien ne peut en donner une idée nette comme une visite faite dans une maison d'aliénés. Parcourez, en effet, un établissement de ce genre, partout, dans chaque quartier, excepté cependant dans la division des idiots dont la privation congénitale absolue ou presque absolue des facultés intellectuelles met ces malheureux dans l'impossibilité de délirer (car on ne saurait admettre que des facultés qui n'existent pas soient susceptibles de se déranger), nous en dirions de même dans le cas de démence absolue, soit vésanique, soit sénile, quand elle est portée à son dernier degré, c'est-à-dire quand l'abolition des facultés est telle que toute manifestation délirante est impossible, eh bien, à part ces deux cas, partout, disons-nous, au milieu de mille divagations vous trouverez le *délire des grandeurs*. Là, en effet, depuis le *dément imbécille* qui met toujours le peu qui s'est développé au service de l'orgueil et de la fatuité, jusqu'au *fou raisonnant*, jusqu'au *fou mégalomane* en passant par la *manie aiguë* et *chronique*, l'*épilepsie*, la *mélancolie*, la *folie circulaire* et la *paralysie générale*, partout l'on rencontre peu ou prou, accidentellement ou d'une façon prédominante, le *délire des grandeurs* sous les trois formes ordinaires ; *richesse ou fortune*, *puissance ou honneur*, *talents artistiques*.

Le pourquoi de l'universalité de ce délire chez l'aliéné est inconnu et c'est en vain qu'on a tenté de l'expliquer par l'influence des idées régnantes, par la fièvre de spéculation qui entraine tant de gens à la poursuite de la fortune alors qu'ils ont déjà les honneurs ; et par les luttes ardentes, la corruption et l'intrigue pour ceux qui déjà riches, veulent à tout prix des titres et de la puissance. « Pour se convaincre, dit M. Baillarger, dans son appendice au *traité* de Griesinger, que telle n'est pas la véritable cause de la fréquence du *délire des grandeurs*, il suffit de voir qu'il s'observe dans les conditions les plus différentes : je l'ai constaté, dit-il, chez les pauvres gens, chez les pauvres paysans pellagreux de la Lombardie, aussi bien que chez les hommes des professions libérales, j'ai vu un malade, qui, après neuf années de *manie chronique* sans trace de *délire ambitieux*, se mit à parler de millions le lendemain d'une congestion. M. Moreau a observé un *épileptique* qui avait des idées *de grandeurs* à la suite de chaque attaque, ces faits et beaucoup d'autres que je pourrais citer prouvent que l'explication du *délire ambitieux* est encore à trouver. Tout ce qu'on sait, c'est que dans un très grand nombre de cas il survient à la suite d'une congestion cérébrale. » Bayle en effet dans la méningite chronique ou paralysie générale fait jouer un grand rôle à la congestion cérébrale comme cause productive du *délire des grandeurs*.

« Peut-on dit-il (dans son *Traité des maladies du cerveau*, p. 547) déterminer quelles sont les causes, ou mieux les conditions physiques de ce délire ? Cette question est de la plus grande difficulté ; sans nous flatter d'y avoir répondu d'une manière tout à fait satisfaisante, nous espérons cependant avoir approché le plus près possible de la vérité. Nous regardons ces idées comme l'effet indirect de l'action qu'exercent sur la substance corticale, et par suite sur le cerveau tout entier, la congestion sanguine de la pie-mère et l'inflammation de la face interne de l'arachnoïde, lésions qui existent toujours simultanément dans l'inflammation chronique des méninges, donnons les preuves de cette proposition.

1° On trouve constamment à l'ouverture du cadavre des individus qui succombent à cette affection, une injection très considérable de la pie-mère, dont le *degré est sou vent proportionnel au délire ambitieux* qui domine les malades.

2° La *méningite chronique* reconnait pour cause prochaine une congestion cérébrale, qui tantôt survient tout à coup et tantôt s'établit lentement et d'une manière progressive. Les attaques apoplectiques auxquelles elle donne lieu sont souvent immédiatement suivies de la manifestation des idées dominantes de *richesse et de grandeur*.

3° Des émissions sanguines abondantes faites à propos dans les première et seconde périodes diminuent souvent et font cesser quelquefois ces idées d'une manière assez prompte. Mais si la congestion augmente ou s'il survient une nouvelle attaque apoplectique, le *délire ambitieux* devient plus considérable, ou éclate de nouveau s'il était dissipé.

4° Les épanchements séreux sont constamment avec ce *délire ambitieux* dans un rapport inverse de la congestion cérébrale, à moins que celle-ci ne soit en même temps très marquée. Dans les autres cas plus il y a de sérosité dans l'intervalle des deux feuillets de l'arachnoïde, dans le tissu de la pie-mère et dans les ventricules, et plus les *idées ambitieuses* sont légères et peu marquées et *vice versa*. Quelquefois même ces dernières n'existent pas lorsque les collections séreuses sont très abondantes ». Et comme preuves de cette proposition Bayle cite dans la seconde partie de l'ouvrage de nombreuses observations, de même que dans la première partie il décrit, il rapporte des faits cliniques venant à l'appui de la troisième proposition.

Mais, dit-il dans sa cinquième proposition « cette injection sanguine de la pie-mère n'est pas la seule condition organique des *idées ambitieuses* dominantes ; car s'il en était ainsi ces idées devraient se rencontrer chez les individus qui ont été frappés d'attaques de congestion cérébrale simple, ce qui n'est point. Cette seconde cause consiste en une irritation ou en une inflammation de la surface interne de l'arachnoïde cérébrale. C'est un fait prouvé par l'observation journalière et sur lequel Lallemand a insisté, que les affections de cette membrane sont toujours accompagnées de *délire* tandis qu'on ne l'observe point dans les maladies du tissu cérébral ce qui tient sans doute à ce que le tissu n'est jamais altéré primitivement dans les deux hémisphères à la fois, tandis que dans les inflammations des méninges il est irrité dans une grande étendue des deux moitiés qui le composent. »

Et Bayle prouve enfin que dans la production du *délire des grandeurs* il faut de l'injection de la pie-mère en même temps que de l'arachnitis par la proposition suivante et dernière : « On rencontre constamment les traces d'une inflammation de l'arachnoïde à l'ouverture des aliénés qui sont dominés par *des idées ambitieuses.* »

En résumé, puisque d'une part la congestion, l'hypérémie seule de la pie-mère n'entraîne pas le *délire des grandeurs* pas plus que l'inflammation seule de la séreuse sous-jacente (car il est démontré que l'arachnoïde peut s'enflammer primitivement sans jamais présenter d'idées ambitieuses Bayle, p. 549, *loc. cit.*) et que d'autre part, chaque fois qu'on a fait l'autopsie d'un méningitique chronique qui a présenté pendant la vie des *idées de grandeur* et de *richesse* on a trouvé une injection très considérable de la pie-mère et des traces d'un travail inflammatoire de l'arachnoïde ; il est rationnel de conclure que les conditions physiques du *délire ambitieux* sont dues à la réunion, à l'assiociation de phénomènes de congestion et d'inflammation dans ces deux méninges. Quant à expliquer pourquoi, par quel mécanisme ces deux altérations soit par elles-mêmes, soit par leur retentissement sur le cerveau peuvent créer de toutes pièces ce *délire particulier*, nous sommes obligé d'avouer que nous ne sommes pas plus avancé que Bayle lorsqu'il y a cinquante et quelques années il faisait ses intéressantes recherches, sans compter, il faut bien le dire, que celui qui en trouvera la pathogénie aura de par ce fait découvert le mécanisme de l'entendement humain.

Ceci dit sur les conditions physiques du *délire des grandeurs*, passons aux affections dans lesquelles on le trouve d'une façon *accidentelle* et *transitoire*. Nous nous occuperons ensuite en terminant de celles dans lesquelles ce symptôme est un signe *prédominant*.

Le *délire des grandeurs* se rencontre : 1° dans une foule de maladies mentales, nous devrions dire dans *toutes*, n'étaient l'*idiotie* et la *démence absolue* dans lesquelles il est matériellement impossible de le constater ; 2° on l'observe dans certaines affections aiguës et chroniques, en dehors des asiles, entr'autres dans la *fièvre typhoïde*, dans l'*encéphalopathie rhumatismale*, le *ramollissement*, dans le *choléra*, dans l'*insolation*, à la *suite de couches*, dans l'*ataxie locomotrice*, la *syphilis* ; 3° dans quelques intoxications, dans l'*alcoolisme aigu et chronique* et dans le *saturnisme*. Les observations qui terminent ce travail témoignent de ce que nous avançons.

Le *délire des grandeurs*, avons-nous dit, consiste dans

l'exagération de tout ce qui touche à la personnalité, qu'il s'agisse de fortune, d'honneurs ou de dignités, de talents intellectuels. Ce sont presque toujours ces trois formes cliniques que revêt le délire des grandeurs, mais tous les aliénés n'ont pas toujours au même degré ces conceptions orgueilleuses pas plus que tous les *vésaniques* ne sont *millionnaires* en même temps qu'*empereurs*, *rois* et *artistes*. Le délire est en quelque sorte subordonné au degré de développement des facultés de l'aliéné et, tel qui à l'état normal, avec un esprit des mieux cultivés et des plus droits donne des créations qui tiennent du génie, tel, une fois aliéné, va débiter les extravagances les plus insensées, les plus inimaginables.

C'est ainsi que l'*imbécille* pour commencer par celui qui possède un peu par opposition à l'idiot qui n'a jamais possédé, l'*imbécille* est incapable de concevoir de la même manière que le *maniaque*, que *l'aliéné alternativement maniaque et mélancolique*, que le *paralytique général*, que le *megalomaniaque*, et son *délire ambitieux* ne s'élève qu'à un faible niveau, limité qu'il est par le médiocre développement de ses facultés. Il ne parlera pas de *millions*, ni de *palais*, ni de *titres* qu'il aurait en sa possession, il n'en a pas l'idée : il ne se vantera pas non plus qu'il se sent capable de composer telle ou telle œuvre d'art, il est trop impuissant dans ses conceptions, son *orgueil*, sa *satisfaction* son *délire ambitieux* est tout entier dans la façon de s'habiller pour paraître, pour se faire remarquer et rien ne le comble de joie comme lorsqu'on lui dit qu'il ressemble à Mr un tel lequel occupe une haute position, ou à Mme une telle si c'est d'une femme qu'il s'agit. L'*imbécille* s'ornera de vêtements les plus prétentieux, à la rigueur il risquera un ruban à sa boutonnière pour se faire prendre pour *quelqu'un.* Les femmes rechercheront les étoffes les plus voyantes, les robes à couleurs les plus vives, elles attacheront de l'importance au moindre fichu, et se pareront de tout ce qui pourra les faire distinguer des autres malades.

Ce délire *orgueilleux de l'imbécille* ne va pas nous occuper plus longtemps parce qu'il serait difficile de se livrer à quelques développements sans sortir des asiles ! Et nous ne devons pas profiter des points de contact avec certains travers que nous fournit le monde en dehors des *petites maisons*, pour expliquer ce que nous entendons par *délire orgueilleux* chez les *aliénés*, ce ne serait plus alors de la clinique mentale, ce serait de la morale que nous ferions, ce terrain ne nous appartient pas. Nous avons voulu seulement faire remarquer que même chez l'*imbécille* outre ses tendances au vol, à la brutalité et à la gourmandise, il est donné d'observer du *délire ambitieux* et que ce délire a pour caractère l'amour de l'affublement, de l'ajustement qu'on pourrait appeler le *délire de la mise.*

Nous rapprochons de l'*imbécillité*, l'état *de démence incomplète*, que cet état de *démence* soit dû à l'âge avancé, sans aliénation antérieure, ou à des affections cérébrales telles que tumeurs, kystes, caillots, ramollissements, gommes syphilitiques, ou bien, que ce soit une *démence vésanique* c'est-à-dire qui forme l'aboutissant commun des diverses formes aiguës d'aliénation mentale. Eh bien, cette *démence* quelle qu'en soit l'origine, tant qu'elle n'est pas arrivée à l'abolition absolue des facultés conserve une teinte de l'affection mentale aiguë à laquelle elle a succédé et donne un reflet quoique atténué du délire prédominant antérieur. Par conséquent si l'on a devant soi un *mégalomaniaque dément*, non-seulement il sera donné d'observer les traces de son ancien délire d'ambition, mais encore on peut constater un *délire orgueilleux* particulier à sa démence et proportionné aux facultés intellectuelles qui lui restent. C'est-à-dire que ce *dément* autrefois *mégalomaniaque* ne vous parle plus de ses millions, de sa puissance, de ses titres ou de la perfection de ses facultés, mais il vous montrera avec orgueil sa chaussure vous fera visiter sa garde-robe en vous faisant sentir que tout le monde n'en a pas autant. Il remplira ses poches de pierres les plus luisantes et vous les montrera comme si elles étaient des diamants, des bijoux, il se revêtira de tous les oripaux qu'il pourra trouver, il ornera son chapeau, sa taille de ceintures et de rubans de toutes nuances pour se faire remarquer le plus possible. A la visite il vous prendra le crayon des mains et vous esquissera un paysage qu'il vous priera de porter *au Salon*, il vous fera le portrait de quelque fonctionnaire haut placé qu'il aura connu et vous le glissera sous les yeux avec un air des plus satisfaits. Ce *délire ambitieux*, comme on voit, fait partie intégrale de l'état d'affaiblissement intellectuel de l'individu et il a tous les caractères de ce *délire ambitieux* qu'on remarque dans l'enfance; il est tout entier dans l'ajustement, dans la mise du malade.

La *démence sénile* qui est l'abolition plus ou moins complète des facultés intellectuelles présente au suprême degré le délire orgueilleux des enfants que nous venons de voir. Rien en effet ne flatte plus le vieillard que les beaux atours, les jolies cravates; les flatteries surtout les remplissent de joie aussi n'aiment-ils pas ceux qui les négligent ou qui ne font pas attention à eux. Nous en connaissons *un* qui ne se mettrait jamais à table si on ne faisait pas semblant de le raser avant chaque repas, et si on ne lui mettait pas sa cravate blanche.

S'il y a des convives, il faut tout servir sur des plats d'argent pour lui éviter des pleurs et des emportements, et pendant tout le repas il n'est question que de ses couverts qu'il frotte sans cesse pour les rendre plus brillants. Un soir, son petit-fils, un bambin de huit ans, laissa échapper, malgré les regards de la mère, que ses plats étaient de fer blanc et non d'argent, aussitôt le vieillard de se mettre en colère avec tremblement général et menaces, le calme ne se fit que lorsqu'on eut amené l'enfant dans son lit pour le punir de ce mensonge *vrai*.

Dans la *démence consécutive* à des affections cérébrales organiques telles que *gommes*, *exostoses*, *tumeurs*, *kystes*, *caillots*, *ramollissements* on peut observer aussi des conceptions orgueilleuses comme le démontre *l'observation I* empruntée au *traité* de M. Laborde sur le *ramollissement cérébral*, (Paris 1866,) et ce *délire ambitieux* revêt alors la forme, le caractère qui s'adaptent le mieux au genre de vie de l'individu, à son instruction, à son éducation. M. Foville dans sa remarquable étude clinique sur *la folie avec délire des grandeurs* conteste le diagnostic de ramollissement dans le cas que M. Laborde cite, comme exemple de l'existence du délire ambitieux dans cette démence consécutive. Il nous semble cependant que dans le cas de Lanerie, *observation I* c'est bien à du ramollissement qu'on a eu affaire. Ce vieillard n'a pas eu, il est vrai, d'attaque apoplectique, mais c'est tant mieux pour le diagnostic, de cette façon l'embolie ou l'hémorrhagie cérébrale ne peuvent entrer en ligne de compte, d'ailleurs l'attaque apoplectique n'est pas toujours le premier signal de l'invasion du ramollissement, il arrive souvent que c'est très lentement que se manifeste cette affection cérébrale et ce sont alors tantôt par des troubles de la motilité, tantôt par des troubles de la sensibilité, tantôt enfin par des troubles de l'intelligence seule, que la maladie fait part de sa présence et c'est précisément le cas de Lanerie.

Quant au *délire des grandeurs* dans la *manie*, depuis la simple excitation maniaque, jusqu'à la *manie furieuse* et dans la *manie chronique* quand la maladie n'a pas guéri à la période aiguë, qu'est-ce qui n'a pas remarqué les conceptions orgueilleuses, le *délire des grandeurs* et *des richesses* dans les propos et les actes de ces malheureux vésaniques ? Sous toutes ses formes, le besoin de commander semble inné chez eux, toutes leurs allures ont le caractère ambitieux. Leuret dit bien *dans son traitement moral de la folie* 1840 : « Les idées de grandeur sont les plus répandues de toutes ; la vanité, l'orgueil, l'ambition portés jusqu'à leurs extrêmes limites se retrouvent chez le plus grand nombre des aliénés. »

Cependant il n'est pas rare que ces idées ambitieuses passent inaperçues au milieu des divagations et des incohérences sans nombre, dans lesquelles elles sont pour ainsi dire noyées et il faut dans ce cas, attirer l'attention du maniaque sur ce délire, il faut en occuper un instant son esprit pour qu'il apparaisse aussitôt d'une façon manifeste. Comme aussi quelquefois ces conceptions orgueilleuses dominent toute la scène, surpassent toutes les autres manifestations délirantes et sont continuelles ; dans ce cas ce n'est plus à de la *manie* pure, à de la *manie essentielle* qu'on a affaire, c'est à la *monomanie ambitieuse* à la *myelomanie* de MM. Dagonet et Broc dont nous parlerons bientôt.

Ce n'est pas seulement à la parole qu'on reconnaît le délire des grandeurs chez le *maniaque*, c'est aussi à ses actes. Tous en effet ne font pas part de leur délire d'ambition, tous ne disent pas qu'ils sont *rois*, *empereurs*, ni qu'ils possèdent des *châteaux* et des *millions* ; quelques-uns affectent de le cacher dans la crainte qu'on ne les vole, car personne n'ignore que le *maniaque* est l'égoïsme en personne, contrairement au paralytique qui donne tout ce qu'il possède ; mais comme ces maniaques ne veulent pas passer pour des êtres ordinaires, pour des hommes vulgaires, ils s'habillent alors en conséquence, ils s'ornent de décorations, si leur délire porte sur l'amour du *galon* et du grade, ils s'habillent en général, mettant des plumes et des rubans à leur chapeau, un sabre à leur côté, etc. S'ils se croient des savants ils remplissent leurs poches de projets, d'écrits extravagants et de plans insensés, ils établissent par des calculs et par un ramassis de chiffres que si à tel endroit, on creusait à tant de mètres sous le sol, on trouverait des mines d'or et d'argent qu'ils y ont enfouies dans le *temps*, etc. Chez le *maniaque chronique*, le délire des grandeurs est fréquent aussi mais il est moins bruyant, que chez le maniaque aigu comme du reste toutes les autres manifestations expansives, l'exaltation est beaucoup plus limitée, plus circonscrite, moins diffuse et moins incohérente ; le maniaque chronique a une *marotte*, comme on dit dans le monde, et il s'y tient. C'est ainsi que la plupart se croiront propriétaires de l'asile, qu'ils en considéreront la ferme comme leur maison de campagne et tous les aliénés comme autant de journaliers placés sous leurs ordres, quant au directeur, il ne serait que l'intendant du domaine.

Nous avons dit que dans la *folie épileptique*, on pouvait voir paraître d'une manière accidentelle et transitoire le délire des grandeurs. *L'observation IV*, en est un exemple, mais ce n'est pas à dire pour cela que tous les *épileptiques* le présentent et encore moins que ces conceptions orgueilleuses constituent un signe de diagnostic de cette maladie. Tous les auteurs ne l'ont pas observé, aussi n'en parlent-ils pas.

Cependant MM. Morel, Delasiauve, Cavalier, et surtout J. Falret ne le passent pas sous silence, ce dernier en effet dans son *traité sur l'état mental des épileptiques*, (Paris 1861, page 13,) parle de malades « qui ont un sentiment intérieur de bien être et de satisfaction qui les porte à nourrir de vastes projets ou à concevoir les espérances irréalisables dans leur triste position. » Nous pensons que si on n'observe pas le délire ambitieux aussi fréquemment dans l'*épilepsie* que dans les autres vésanies, cela tient à la manière d'être du *fou épileptique* : on sait, en effet, que l'épileptique en général n'est guère expansif : vous le voyez, dans son quartier assis dans un coin de cour ou de salle, seul, tête immobile, ne se mêlant à aucun caquetage, concentré, livré à son propre délire qui ne se manifeste au dehors pas aucun signe bruyant, à moins cependant qu'il ne s'agisse de se plaindre et de la nourriture de la maison, et des médecins et des infirmiers, voire de quelques malades qui l'auront surpris leur volant leurs *affaires*, tabac ou autres objets, et dans ce cas il entre en fureur immédiatement, il est violent, et frappe aussitôt. Nous avons présents à l'esprit quelques-uns des épileptiques de l'asile de Quimper, l'un d'eux entr'autres nommé Ollivier, ancien instituteur, homme trapu, robuste, court, sanguin, présentait quelques heures avant l'attaque un certain air de satisfaction, de félicité intérieure qui ne trompait même pas l'infirmier sur ce qui allait se passer, aussi le conduisait-il immédiatement dans son lit. Eh bien à ce moment, notre Ollivier était doux, souriant, câlin, obéissant, il nous parlait de ses projets d'avenir, de sa brillante installation comme maître d'école aussitôt après sa sortie de l'asile, etc... en revanche si l'on s'était approché de lui après l'attaque il nous aurait injurié et frappé pour l'avoir *travaillé* ainsi. Un autre du nom de Gerbaud, aussi voleur et aussi méchant, que le premier, avait la prétention d'être le meilleur chanteur de l'endroit, il se sentait la plus belle voix du monde ; à la chapelle il ne voulait pas chanter avec les autres et souvent, il se faisait prier pour chanter seul, parce que, disait-il, personne n'était capable de le juger et de l'apprécier.

Ainsi donc le *délire orgueilleux* s'observe chez l'*épileptique* d'une façon accidentelle et passagère, il semble dans quelques cas précéder l'attaque de quelques heures comme nous l'avons observé chez l'*épileptique* Ollivier.

Que dirons-nous du délire des grandeurs dans *la dépression mélancolique*, *dépression partielle* bien entendu, car dans ce qu'on appelle l'état *lypémaniaque* absolu avec idée de persécutions il n'est pas rationnel d'admettre des aspirations quelconques, ni l'ambition des richesses, etc. On n'a qu'à se représenter la manière d'être du lypémaniaque, son extérieur désespéré pour vite éloigner de cet être misérable et sale toute idée de satisfaction et d'exagération personnelles. N'avons-nous pas défini le délire des grandeurs « l'exagération de tout ce qui a rapport à la personnalité. » Or le lypémaniaque se considère lui-même comme n'existant pas, il est sale, insensible à tout, toujours blotti dans les coins, seul et frissonnant, où il se laisserait mourir de faim si on l'y abandonnait. Non ce n'est pas cet aliéné que nous avons en vue d'autant plus qu'il est très rare dans les asiles ; c'est le mélancolique à délire partiel dont nous voulons parler, et chez lequel il est assez ordinaire d'observer des conceptions orgueilleuses, *les observations V et XXI* en sont des exemples auxquels nous pouvons ajouter les deux suivants que nous trouvons dans nos notes et qui ont présenté en même temps que des idées mélancoliques, du délire hypochondriaque. Le premier nous est fourni par un nommé Le Lang Jean-Martin, *né le* 11 *novembre* 1839 *à Concarneau*, ouvrier ferblantier au port de Lorient. Le 13 mars 1876 il est conduit à l'asile de Quimper dans un état de tristesse profonde et de mutisme complet.

Deux jours auparavant il a essayé de se précipiter par la fenêtre de son logement pour échapper, disait-il, à ses ennemis. Sa femme qui l'accompagne nous dit : « que depuis longtemps son mari ne travaille plus avec autant d'assiduité, qu il est devenu, sans en connaître le motif, d'une grande tristesse, qu'il ne parle presque plus, qu'il ne pense pas la plupart du temps à manger ; qu'il se considère comme un grand coupable et que tout le monde lui en veut. Que du reste Le Lang a toujours été d'un caractère sombre, sournois, d'un tempérament faible, sans énergie, qu'il s'en laisse *compter* par ses camarades qui lui disent qu'il n'est pour rien dans sa grossesse, à elle, et qu'il peut se faire, que ces plaisanteries aient contribué à lui faire perdre la tête. » Le Lang est maigre, pâle, lymphatique, paraît très déprimé au physique et au moral, le soir il refusait de manger. Le lendemain on lui donne un purgatif pour le faire aller à la selle. Le 15, le 16 et les jours suivants Le Lang est aussi triste que les premiers jours de son entrée, il ne parle à personne, à table un infirmier est obligé de rester à ses côtés pour le faire manger. Le 20 mars à la visite du matin il parle de sa supériorité dans l'art de la construction, il dit être le propriétaire de grand nombre de navires « c'est lui qui les a tous construits et qui les gouverne. » Le 27 mars il paraît un peu moins triste on lui demande s'il veut aller avec les travailleurs dans les champs, il fait signe que oui.

17 *avril.* — Les idées mélancoliques semblent vouloir disparaître, il mange seul et sans la présence d'un surveillant.

Le 6 *mai.* — Il continue d'aller aux champs.

22 *juin.* — Le Lang est retombé dans son délire mélancolique, il faut le traîner jusqu'à sa place. Il n'a pas de bouche, ni de ventre.

21 *juillet.* — Le Lang parle encore de construire d'immenses navires. On n'observe aucun tremblement. aucun trouble pupillaire. Articule bien les quelques mots qu'on lui arrache, il n'a pas de pituite le matin, il n'a pas encore renouvelé ses tentatives de suicide.

Le second cas de mélancolie hypochondriaque, avec

idées de grandeur, est celui du nommé Guennoc, Émile, né en **1848**, à Goulson, et entré à l'asile de Quimper le **10** janvier **1876**. Ce malade, dont la mère est morte aliénée, présente des signes de folie depuis sept ou huit ans. Il a habité quelque temps les colonies et y a fait plusieurs maladies sérieuses, entr'autres la fièvre typhoïde et la dysentérie. D'après le questionnaire qui accompagne le certificat médical, Guennoc aurait fait des excès de boissons (il n'y paraît pas, on n'observe ni tremblement, ni pituite, ni hallucination de la vue, ni cauchemars), il se serait livré à la pratique exagérée de la religion, serait devenu soupçonneux, malveillant, préoccupé, aurait commis des attentats contre la morale et la pudeur.

Le jeune Guennoc est un individu petit de taille, sale dans sa tenue, figure irrégulière, oreilles inégales et très épaisses, quand on le regarde il prend la fuite et va se cacher le plus loin qu'il peut. Il demande à rester en cellule pour ne pas voir le jour. Vingt-quatre heures après, il supplie qu'on lui donne un lit à l'infirmerie, parce qu'il est, dit-il, très malade : « Tenez, voyez je n'ai plus de jambes, je suis d'une maigreur extrême. On m'a dit que j'ai attrapé la vérole, voyez ma gorge, je ne puis avaler. » Il aime à faire connaître qu'il a reçu de l'instruction, il cite des phrases latines et grecques : « Je ne voudrais pourtant pas, monsieur, que vous me méconnaissiez, je n'ai pas été élevé, il est vrai, sur des genoux de duchesse, mais ma famille n'en est pas moins aristocratique et tout le monde n'a qu'à se louer de mes parents, moi-même j'ai contribué en grande partie à étendre les possessions de mon patron en Chine. » Guennoc est toujours très sale, en haillons, il reste des journées entières sur un banc, tête nue, yeux fermés, en manches de chemise.

Jusqu'en mars 1878, nous avons vu Guennoc tel que nous venons de le dépeindre, toujours dans la rêverie, fuyant à notre approche, mangeant tantôt seul, tantôt avec des menaces, se plaignant de souffrances inexplicables, et demandant en grâce qu'on aie des égards pour lui à cause de sa brillante naissance.

Ces deux faits et ceux qui terminent cette thèse, prouvent surabondamment que chez les *mélancoliques* avec complication même de *conceptions hypochondriaques*, il est donné d'observer du délire des grandeurs et des richesses.

Quant à la *folie alterne* (Ball) qu'on a différemment appelée *folie circulaire* (Falret) ou *folie à double forme* (Baillarger) elle ne nous occupera pas longtemps au point de vue du symptôme que nous étudions, attendu que nous avons déjà parlé de la *folie maniaque* ou *état expansif* et de la *folie mélancolique* ou *état dépressif* qui sont deux phases constitutives de la *folie alterne*, que ces deux phases soient séparées ou non par un intervalle plus ou moins long de lucidité. Nous avons dit, en effet, que dans ces deux états l'aliéné a des *idées de grandeur* et de *richesse*, qu'il voit tout en beau, qu'il ne connaît pas d'obstacles, qu'il est prêt à tout entreprendre, qu'il est fat et plein de confiance en lui, par conséquent, que notre aliéné soit expansif pendant deux mois avec *conceptions orgueilleuses*, et mélancolique, pendant deux ou trois autres mois avec ou sans une période de sagesse, ce n'en est pas moins *aujourd'hui* un *maniaque* et *demain* un *mélancolique*, c'est-à-dire une tête à deux faces. Nous avons emprunté à l'excellente thèse de M. Geoffroy sur la *folie circulaire* une *observation* intéressante (VI) due à M. Linas et dans laquelle le *délire ambitieux* est on ne peut plus apparent. Mais nous ferons remarquer que ce *délire* des *grandeurs* n'existe pas toujours et quand même dans la *folie à double forme* et que dans tous les cas ce n'est qu'à la période maniaque ou expansive qu'on l'a noté. Ce délire ne peut être en conséquence un signe pathognomonique de la maladie, il ne modifie en rien les caractères essentiels de l'affection qui sont comme nous l'avons dit une phase d'excitation maniaque et une phase de dépression mélancolique, avec retour successif de ces phases, séparées ou non par une période de calme et de raison.

Nous ne saurions passer sous silence l'observation abrégée d'un individu que nous avons connu à l'asile de Quimper, et qui était un type parfait de folie circulaire avec les conceptions les plus ambitieuses pendant sa période expansive ; nous voulons parler du sieur Barthélemy Salusse. Ce malade était né à Brest le 9 décembre 1813, son père avait servi sous le premier Empire en qualité d'officier, sa mère était morte aliénée.

D'un esprit changeant et mobile, d'une nature excentrique et très variable Salusse avait tout essayé pour arriver à une position, et quand il l'occupait il avait toujours quelque motif pour ne pas y rester, il faisait partie de cette classe d'individus qui se trouvent toujours déclassés et qui par ce fait ne se trouvent bien nulle part ; il avait fait tous les métiers, même ceux qui font ramasser et conduire en prison.

En 1853, il était déporté comme homme dangereux. Il est resté neuf ans aux bagnes d'où il est revenu en 1862, plus fort, et surtout plus exalté qu'il n'avait jamais été. Le 23 janvier 1876, après une quinzaine d'années passées, nous ne savons trop comment, il est conduit à l'asile de Quimper pour la deuxième fois ; il avait déjà fait un premier séjour du 1er août 1852 au 13 juillet 1853. C'est donc en 1876 que nous avons eu l'occasion de l'observer et que nous avons noté sur son compte ce qui suit sans nous douter alors que c'était à la *folie circulaire* que nous avions affaire. Salusse B..., est un homme âgé de 63 ans, maigre, très nerveux, agile, il chante, gesticule, saute, danse autour des autres malades. Aussitôt que l'heure des repas sonne, et que tous les aliénés de son quartier se rangent pour aller au réfectoire il se met à leur tête et une épée de bois au côté, il marque le pas et commande. A la visite, aussitôt qu'il nous voit, il vient à nous, il va de l'un à l'autre, nous assourdissant de mille divagations, il nous dit qu'il a composé des vers magnifiques dont on parlera quand il ne sera plus, il demande du papier pour nous donner un échantillon de son esprit poétique, il veut écrire aux autorités actuelles contre ce *b... de Rich... qui le faisait crever de faim en Calédonie* et dont il était cependant le *plus important secrétaire*. Avant son départ pour les bagnes, on lui a *volé des sommes considérables* qu'il avait gagnées au jeu?... La nuit, l'exaltation est à son comble, il crie, il se lève, se promène dans le dortoir, on est obligé de le descendre en cellule.

Le 3 février. — Salusse est tombé dans un mutisme absolu, à peine s'il nous répond. Il refuse de se lever le matin en même temps que les autres, on l'envoie à l'infirmerie pour boire chaud et se faire appliquer un vésicatoire pour hâter la guérison d'un rhume, il choisit un lit et s'y couche, sur nos observations que l'infirmerie est faite pour des malades plus sérieux, il nous fait signe qu'il souffre de la tête, qu'il tousse, et nous donne son pouls à tâter. A la visite du 4, du 5 et du 6 février, Salusse n'a pas ouvert la bouche, il se cache sous les couvertures quand nous approchons de lui, on ne peut lui faire prendre que du lait. Le 7, à la visite du soir, il nous dit d'un air indigné si nous pensions à lui signer sa sortie qu'il n'est pas possible de rester plus longtemps parmi tous ces aliénés. Le 8 février, nous trouvons Salusse levé et à sa place habituelle au réfectoire. Le 10 février, il demande un bain de vapeur pour des douleurs qu'il éprouve dans la région lombaire.

Fin de février. — Salusse est calme, paisible, il se mêle aux travailleurs qui vont aux champs. 13 mars, Salusse est tranquille, dort très bien, mange de même, il nous demande du papier pour écrire ses mémoires. Il se rend utile dans l'asile, il aide l'infirmier dans son travail. Nous lui demandons s'il ne préfèrerait pas mieux être dehors en liberté, il nous répond qu'il est trop vieux maintenant pour gagner sa vie et qu'il vaut autant qu'il reste à Saint-Athanase... il est assez lucide et se rend assez bien compte de tout ce qui lui est arrivé depuis son entrée à l'asile.

17 *mars.* — Salusse est toujours calme il parle de la Nouvelle-Calédonie, de ses occupations, des personnes qu'il y a connues, avec lucidité et vraisemblance, il se dépêche à manger son repas, pour faire manger un idiot, son camarade de table, etc.

Plus loin à la date du 5 mai nous trouvons toujours sur le compte du même individu.

Salusse se promène un bâton à la main en guise de commandement, il parle seul, gesticule, est incohérent, profère des menaces contre N....

Là cessent les notes que nous avons prises sur ce *fou circulaire*, nous ne croyons pas que ce diagnostic de folie à double forme ait besoin de discussion, quant au *délire ambitieux*, les airs les gestes, les propos, et la conduite de l'individu à chaque période expansive le caractérisent remarquablement.

Nous terminerons enfin ce chapitre en mentionnant la *folie hystérique* comme une maladie dans laquelle il est donné d'observer par intermittence et suivant les sujets le *délire des grandeurs* et *des richesses*, mais là encore comme dans toutes les *vésanies* que nous venons de voir, ce symptôme est passager et n'a aucune valeur diagnostique, nous n'en dirons pas autant en faveur du pronostic car il n'est pas indifférent, croyons-nous, qu'il se mêle ou non à une affection aussi complexe déjà que l'*hystérie* des troubles psychiques même transitoires. N'ayant jamais vu d'hystéro-maniaque nous nous bornons à citer deux *observations VII* et *VIII* que nous avons empruntées, pour être le plus complet possible, au *Traité de la paralysie générale* de M. A. Voisin et dans lesquelles, l'on verra, que non-seulement l'*hystérique expansive* est capable de conceptions orgueilleuses mais encore que l'*hystérique timide* et *mélancolique* dans son délire dépressif ne dédaigne pas les *richesses* et les *propriétés*, et qu'elle ne se gêne pas pour prophétiser *l'avènement d'une république dont elle sera à la tête.*

La *chorée* que nous allions oublier fait, elle aussi, dans quelques circonstances, naître des troubles intellectuels parmi lesquels, il peut être donné de voir le *délire des grandeurs*. Bien plus, quand ce délire coïncide avec une chorée *légèrement* convulsive et localisée aux lèvres, aux sourcils, le tout chez une femme *émotive*, on peut prendre ces troubles psychiques et cette légère ataxie musculaire pour un commencement de paralysie générale.

Voilà en quelques mots les nombreuses *vésanies* dans lesquelles on observe plus ou moins accidentellement le délire ambitieux sous ses différentes formes cliniques.

CHAPITRE II

Avant de parler des deux affections mentales dans lesquelles le *délire des grandeurs* est prédominant, sans cependant en être le signe pathognomonique en tant que symptôme isolé, nous avons encore à passer en revue les maladies aiguës ou chroniques qui, en dehors des asiles, sont susceptibles de déterminer dans l'organisme des modifications, sous l'influence desquelles, des conceptions orgueilleuses peuvent éclater sous forme d'idées fixes.

Plus qu'aucune maladie la fièvre *continue* ou *dothiénentérie* est parfois suivie, tantôt d'une manière immédiate, tantôt pendant la convalescence, de certains troubles psychiques, d'une sorte de monomanie ambitieuse ; cette altération intellectuelle doit être considérée comme le résultat de l'affaiblissement général que subit la constitution et de l'état cachectique qui en est la suite.

Les observations IX et X en sont deux exemples assez frappants quoique déjà anciens, Morel, aussi dans le tome I page 147 *de ses études cliniques* en rapporte quelques observations. « Dans la fièvre typhoïde quand la fièvre avait beaucoup diminué ou même au commencement de la convalescence, j'ai vu deux fois, dit Louis (*dans ses recherches anatomiques, pathologiques* et *thérapeutiques sur la fièvre typhoïde*, t. II, page 83), le délire porter sur des objets fixes, un malade qui se trouvait dans ce dernier cas, prétendit cinq jours de suite avoir été depuis son admission à l'hôpital, dans son village, d'où il avait rapporté des louveteaux qu'il voulait vendre. Il ne pouvait dire comment il avait voyagé ; mais quelque objection que je lui fisse, il resta pendant cinq jours dans la même illusion, que d'ailleurs il soutenait avec beaucoup de calme ; et ce ne fut qu'après cette époque en revenant du jardin qu'il reconnut son erreur.

L'autre cas est relatif à une jeune fille beaucoup moins avancée dans sa convalescence, d'une grande sensibilité, qui avait eu beaucoup de chagrin avant le début de sa maladie. Elle soutint deux jours de suite que sa sœur qui habitait Saint-Germain était morte, qu'elle l'y avait vue trois jours auparavant et elle le soutenait avec l'accent de la plus profonde conviction. S'occupant de ses petites nièces, de leur deuil et me suppliant d'un air profondément affligé d'écrire à une de ses parentes à ce sujet, ce délire eut encore cela de remarquable qu'il fut remplacé par un délire varié qui disparut après le même espace de temps. »

Ces deux faits de Louis offrent une certaine analogie avec les deux observations de monomanie ambitieuse chez les deux typhiques ; dans les uns et les autres cas c'est au moment où la fièvre a cessé, où les accidents généraux se sont amendés qu'on a vu apparaître cette idée *fixe* et qui a disparu aussi subitement qu'elle était venue. Chez la malade Rabot (obser. X), la convalescence n'avait pas encore commencé, mais la fièvre typhoïde offrit pendant toute sa durée une bénignité remarquable.

La monomanie ambitieuse [illegible]it la marche décrite habituellement dans les auteurs ; [illegible] débute par une habitude d'isolement causée par la [illegible]té qui résulte de l'idée de grandeur ; peu à peu cette idée devient plus profonde, la persuasion plus complète ; elle se traduit alors au dehors, et est appréciée par les personnes qui assistent le malade. Ces deux cas de monomanie ambitieuse offrent encore quelque chose de remarquable, c'est leur courte durée. En général la monomanie des grandeurs et des richesses qui se développe dans le cours ou au commencement d'une affection mentale a une durée beaucoup plus longue et n'est pas suivie d'un si prompt retour de la lucidité et de l'intelligence. La fièvre existe à peine au début de la monomanie et a manqué complètement à la fin. Il est à remarquer en outre que le trouble momentané de l'intelligence ne retarda pas la convalescence de la maladie et il devait en être ainsi si l'on réfléchit à la nature et aux causes si différentes du délire et de la monomanie.

A côté de la *fièvre typhoïde* nous citerons comme pouvant donner lieu au *délire des grandeurs* les *fièvres intermittentes*, le *choléra*, observation XIII, l'*insolation*, observation XI, la *suppression trop brusque des lochies* à la suite de couches, observation XII, *l'encéphalopathie rhumatismale*, observation XIV, l'*ataxie locomotrice* par propagation à l'encéphale de la dégénérescence organique de la moelle épinière, observation XV.

Enfin et surtout, il est donné d'observer le délire des grandeurs dans quelques intoxications, au premier rang desquelles, il faut placer l'*alcoolisme aigu* et l'*alcoolisme chronique*.

Personne, avant 1862, n'avait signalé, croyons-nous, le *délire des grandeurs* comme pouvant exister dans l'alcoolisme ; tout le monde s'accordait à dire que les conceptions délirantes de cet empoisonnement sont toujours des idées de persécution, de culpabilité, d'influence magnétique jointes à des hallucinations terrifiantes et injurieuses qui donnent la mesure de l'état de souffrance morale de ces aliénés ; aussi pour échapper à ces tortures intimes les uns vont-ils se plaindre à l'autorité et font ainsi découvrir leur délire, d'autres cherchent-ils une fin dans le suicide, et lorsqu'un malheureux atteint, ou non, d'alcoolisme chronique arrivait avec des accidents alcooliques aigus compliqués du délire des grandeurs, ce trouble psychique était reconnu tellement inhérent à la *paralysie générale* qu'aussitôt on diagnostiquait une méningo encéphalite diffuse. M. Motet dont la thèse renferme cependant un cas de délire ambitieux dit lui-même : « avec MM. Morel, Lasègue et Falret nous avons toujours trouvé dans les cas d'alcoolisme chronique une prédominance d'idées tristes » (Thèse de Paris 1859, p. 25). Or, M. Voisin en 1861 a présenté à la Société médico-psychologique un mémoire sur l'état mental dans l'alcoolisme aigu et chronique; dans lequel tout en faisant la part très large au délire dépressif dans cette intoxication, il a dit et a prouvé que là aussi comme dans la *paralysie générale* on observe le délire des grandeurs, enlevant ainsi à ce signe privilégié de Bayle de son importance clinique. A l'appui de ses affirmations, il a présenté plusieurs malades dont nous reproduisons les observations, tous étaient le jouet d'hallucinations de la vue.

Salives, celui qui fait l'objet de l'observation XX, buveur d'absinthe se sentait mordu aux jambes par des serpents à sonnettes qu'il apercevait et se trouvait transporté dans le paradis de Mahomet au milieu de nombreuses femmes à ses ordres. Tous présentaient à un haut degré un air bien tranché de satisfaction personnelle parlant de leurs talents, de leurs mérites. L'un se croyait riche, se sentait aussi dispos qu'à vingt ans. « J'ai un associé mais c'est moi qui fais le plus important » (Salives, *observation XX*).

S... *Observation XX* a des palais, des richesses, de nombreux serviteurs : tout cela dit par lui sans apparence de conviction, du reste quand on lui fait quelques observations contradictoires, il abandonne sa croyance pour passer à autre sujet (A. Voisin. *Ann. méd., psych.* 1864).

Loin de tenir le second rang dans le délire, ces concepltions morbides se manifestaient à la moindre parole de 'a liéné et dominaient les autres symptômes, c'est ainsi, continue M. Voisin, que les idées de persécution nulle chez l'un de mes malades, ne se présentaient chez les autres qu'à de rares intervalles, étaient excessivement fugitives et s'effaçaient complètement devant la fixité du premier délire.

Voilà donc, dit M. Voisin, une forme spéciale du délire alcoolique caractérisé par de la satisfaction, du contentement de soi-même, une tendance à l'orgueil, par des idées de richesse et de bonheur, en opposition formelle avec l'opinion généralement admise et écrite partout que les conceptions délirantes de l'alcoolisme sont essentiellement dépressives.

Ce délire n'est pas systématique, raisonné, coordonné, stéréotypé comme dans la *monomanie ambitieuse*. Il pèche essentiellement par la logique et tout dans les actes contraste avec le récit de ces malades, il est en tout semblable au délire des paralytiques généraux, il est superficiel, incohérent, varié et absurde, il est fugace : l'aliéné en fait bon marché, et loin d'en être convaincu, un rien suffit pour lui faire oublier aussitôt ce dont il vient de se vanter.

Personne, avons-nous dit, avant le *mémoire* de M. A. Voisin n'avait signalé dans l'intoxication alcoolique le contentement de soi-même, la satisfaction personnelle ; au contraire on se basait justement sur l'absence de ce signe, pour différencier l'alcoolisme chronique de la méningo-encéphalite diffuse.

Nous avons fouillé mais vainement, dans les auteurs qui se sont occupés à différentes époques de l'alcoolisme, et nulle part nous n'avons trouvé mentionné le *délire des grandeurs* dans cette intoxication. M. le professeur Lasègue qui a repris les travaux de Magnus Huss médecin de Stockholm et à qui il appartient exclusivement d'avoir mis sous son vrai jour l'histoire de l'alcoolisme subaigu et chronique se borne à cette simple constatation comparative : « les alcooliques n'ont pas, bien s'en faut, l'indifférence, encore moins la satisfaction des paralytiques généraux (*Arch. gén. de méd.* 1853, janvier p. 63).

Cependant qu'est-ce qui ne connaît de par sa propre expérience, ou de par l'observation, les effets singuliers de l'alcool sur les facultés ? L'homme ivre est gai, content, heureux ; il ne pense à rien de pénible, ni de chagrinant, il voit tout en beau, il sourit à tout le monde, rien ne lui manque, et dorénavant il n'aura plus à craindre la misère ni le malheur ; quelquefois il se croit un personnage important, il a de la force, du courage, du talent, *observations* XVI, XVII, XVIII, XIX, XX.

Il y en a qui se persuadent qu'ils sont riches, opulents... nous en connaissons un entre autres, alcoolique renforcé, un dipsomane pur qui nous disait qu'il n'était vraiment heureux que lorsqu'il avait bu son *carafon*, alors il se sentait *toutes les audaces et tous les courages*. M. G..... (asile de Quimper), chaque fois que sa famille ou quelqu'un envoyé par les siens le faisait sortir, trouvait toujours moyen malgré la grande surveillance dont il était l'objet d'aller prestement *vider des petits verres* « *ça m'était nécessaire*, disait-il, *pour oser franchir le seuil de ma bien aimée* » à laquelle nous apprenait-on ensuite, il offrait en dot la plus *belle campagne* des environs de Brest. Un autre exemple toujours tiré du même asile. P..... après la moindre libation descendait à son écurie, enfourchait sa jument et parcourait un sabre au poing tout le bourg, donnant des ordres à celui-ci à celui-là prenant tous les habitants pour ses sujets et les gendarmes qui couraient à ses trousses pour son escorte d'honneur.

Un troisième, Lecorre qui de malade était devenu infirmier jardinier, après guérison bien entendu, ne pouvait pas mettre le nez hors de l'asile sans se sentir entraîné irrésistiblement chez le cabaretier d'où il sortait avec un air de béatitude et de félicité intérieure qui faisaient rire et retourner tout le monde. Il saluait tous les passants, ouvrait ses bras à toutes les femmes, se vantant d'être le jardinier du prince de Chambord et propriétaire de Saint-Athanase.

Nous pourrions à l'infini citer des faits semblables où le délire de satisfaction, de richesse et de grandeur est le délire dominant. Il est si vrai, ce délire, que les poètes l'ont divinisé, qu'on en a fait des hymnes qui sont comme les intermèdes des banquets et des festins et que toutes nos oreilles ont plus ou moins entendues.

On nous pardonnera de citer ici quelques extraits qui expriment assez bien les idées dont nous parlons.

Le vin met tout le monde en l'air,
Le vin du bonheur est la joie;
Dans le vin gît toute la joie.

ODE A BACCHUS.

De tous les biens de la terre
En m'enivrant je me ris,
Je verse à flots dans mon verre
La topaze et le rubis,
J'ai de l'or tout à mon gré,
Quand mon raisin est doré
Diamants,
Bien brillants,
Perle, cristal, ambre fin
Tout est dans un verre de vin.

DE SÉGUR.

Harpagon va voir,
Chaque soir,
Sa cassette mignonne.
Ivre, il voit des écus
De plus, etc...

CHAZOT.

Enfin ce dernier bixain qui est caractéristique de la proportionnalité du délire avec le degré d'intoxication :

Quand je me roule sous la table,
Je me crois au faîte des grandeurs...

Extr. d'une chanson bachique.

Mais même sans aller jusqu'à l'ivresse, car il n'est pas besoin d'être saturé pour voir (comme Harpagon dans sa cassette mignonne des écus de plus), est-ce que déjà au sortir d'un bon repas où certes on n'a pas laissé le plus petit brin de sa raison, on n'est pas tout autre que le matin à son lever ? Quel hôte qui se pique de bien traiter a vu ses convives sortir de sa table avec des dehors mélancoliques et des physionomies atones ?

N'est-ce pas là, après un régal qu'on se sent le plus en-train, le plus dispos pour tout résoudre ? N'est-ce pas là le quart d'heure psychologique par excellence pour obtenir de son amphytrion ou de son convive tout ce dont on a besoin ? Est-il vraiment de moment plus opportun pour *aboutir* ? Evidemment, il y a loin de cette simple satisfaction que fait éprouver à l'esprit un verre ou deux de champagne, au délire expansif avec idées de grandeur que produiront l'absorption de deux ou trois bouteilles du même vin. Mais par le fait que dans le premier cas, il n'y a pas intoxication, cette sensation de bien être momentané n'en est pas moins le commencement du délire ambitieux des alcooliques, l'effet psychique pour si faible qu'il soit, n'en vient pas moins d'un verre de vin. C'est tout ce que nous voulions prouver.

Nous avons avancé que dans le *saturnisme aigu* et dans *le saturnisme chronique* sur lequel viennent se greffer des accidents suraigus, on peut voir survenir le *délire des grandeurs* au milieu d'un état *maniaque* bien caractérisé. Ces vacances dernières en effet, M. le Dr Régis, l'excellent chef de clinique de l'asile Sainte-Anne, nous disait que la pseudo-paralysie générale de cause saturnine était beaucoup plus fréquente qu'on ne le croyait généralement, et qu'il lui avait été donné de l'observer un certain nombre de fois.

Il nous a même lu plusieurs observations avec tous les troubles somatiques et psychiques de la méningo-encéphalite chronique, et parmi ces derniers le délire des grandeurs était prédominant. Ce qui l'avait conduit à ce diagnostic c'étaient les antécédents des malades, leur profession et le liseré bleu des gencives. Parmi ces malades l'un a guéri au bout de six mois, après la complète élimination de l'agent toxique, l'autre était encore en traitement dans le service de clinique même.

M. A. Voisin est loin de nier ces pseudo-paralysies générales qu'il appelle *encéphalopathies* saturnines. Il dit à ce propos que le diagnostic avec la paralysie générale offre parfois au début de grandes difficultés.

Nous avons avancé aussi et avec raison que le *délire des grandeurs* s'observait dans la *syphilis cérébrale.* M. le professeur Fournier dans ses leçons sur la syphilis, 1873, et M. Lancereaux en 1876 ont écrit que par le fait de la syphilis secondaire même, toutes les fonctions de l'axe cérébro-rachidien peuvent être troublées profondément à peu près de la même manière qu'elles le sont dans certaines formes de paralysie générale au début, et ceci n'a rien d'étonnant quand on songe que la syphilis se traduit quelquefois par de l'endartérite, de la pachyméningite et par de la méningo-encéphalite diffuse, c'est-à-dire par de la pseudo-paralysie générale d'où la possibilité d'avoir à observer le délire des grandeurs.

Mais hâtons-nous de le dire, ce délire ne ressemble nullement aux conceptions orgueilleuses du fou paralytique.

Et tandis que le *paralytique général* se dira *grand artiste, grand seigneur, prince, roi, prophète* et nagera dans *l'or*, *le syphilitique*, lui, bornera sa satisfaction à parler avec emphase de son état de santé, de sa vigueur, de ses exploits de chasse. Comme on voit les idées ambitieuses de ce dernier sont bien modestes relativement à celles du premier.

N'ayant pu nous procurer d'observation d'encéphalopathie syphilitique avec délire des grandeurs, nous avons été nous renseigner auprès de M. Fournier à sa clinique de Saint-Louis et ce professeur nous a confirmé ce que nous savions déjà, c'est que chez les syphilitiques prédisposés déjà à la paralysie générale il était donné d'observer le *délire des richesses,* mais d'une façon passagère et accidentelle et il a ajouté que ce *délire* n'était pas comparable à celui du fou paralytique.

CHAPITRE III

Dans les affections que nous venons de passer en revue, le *délire des grandeurs* n'est qu'accidentel et passager, il n'est pour rien dans l'établissement du diagnostic, il ne change rien à l'affection, ni à son pronostic.

Il n'en est pas de même dans la *mégalomanie*, et la *paralysie générale.* Dans l'une, ce *délire* est le fond de l'affection, nous avons nommé la *manie ambitieuse*; c'est la prédominance, la permanence, la fixité des conceptions orgueilleuses qui ont fait qualifier cette folie d'*ambitieuse* : Enlevez-lui ce caractère de permanence et vous retombez dans la folie ordinaire avec ou sans hallucination, avec ou sans idées de persécution, c'est pour cela que les Allemands les premiers et les Français aujourd'hui lui ont donné le nom de *mégalomanie*, nom particulier qui sert à la reconnaître aussitôt après l'avoir nommée.

Dans l'autre affection, dans la paralysie générale le *délire des grandeurs* est prédominant aussi, mais comme le dit M. Foville, il ne constitue pas un signe suffisant et nécessaire de l'affection.

Nous ne saurions trop le répéter, eu égard aux erreurs nombreuses qu'on commet tous les jours : parce qu'un individu répètera à satiété qu'il est *roi*, *monarque*, *pape*, *dieu* et qu'il est trente-six fois *millionnaire*, ce n'est pas un motif pour faire aussitôt de lui un paralytique général.

Les cas ne se comptent plus aujourd'hui où après avoir enfermé un individu dans un asile sous la reconnaissance d'une folie paralytique, on était amené au bout d'un mois, deux mois, plutôt quelquefois à signer l'exéat et à constater que le malheureux n'avait eu absolument qu'un accès de manie de cause quelconque. Pour affirmer le diagnostic de paralysie générale, il faut autre chose que du *délire des grandeurs* ; ce signe d'une importance capitale quand il est associé ou qu'il suit les troubles paralytiques, occupe l'arrière plan quand il existe seul. Nous en dirions de même du délire dépressif auquel M. Baillarger fait jouer un rôle presque aussi important puisqu'il dit : « Le délire hypochondriaque par son extrême fréquence et ses caractères spéciaux mérite dans ses rapports avec la paralysie générale une place à part, il peut devenir un signe diagnostique d'une assez grande importance et permet dans certains cas comme le délire ambitieux de prédire l'invasion de la paralysie générale plusieurs mois à l'avance. » Mais alors tous les hypochondriaques de même que tous les maniaques ambitieux pour un clinicien trop pressé risquent de passer pour des paralytiques généraux ! c'est qu'il n'est pas indifférent de diagnostiquer une méningite chronique chez un individu qui n'a qu'un accès de manie quelle qu'en soit l'origine ou de mélancolie pure. Ce pronostic change du tout au tout, attendu que dans un délai de deux ou trois ans la mort est la règle dans la paralysie générale, et que dans les deux autres cas la guérison est le lot le plus souvent du moins du *maniaque* et du *mélancolique*, et si l'un et l'autre passent à l'état chronique ils ont d'ailleurs parfaitement le temps de mourir d'autre chose.

Si nous osions faire des rapprochements et chercher des analogies dans la clinique ordinaire, nous dirions : est-ce que par le fait que la méningite chez l'enfant est précédée d'une période expansive, d'une phase d'excitation, d'agacement, de malaise bruyant, il faut diagnostiquer aussitôt une inflammation des méninges ?

Est-ce que par le fait que la fièvre continue est précédée d'une période dépressive, d'une phase de tristesse, d'indifférence pour tout ce qui vit, de *mélancolie*, en un mot pour être toujours sur le même terrain, il faut aussitôt conclure à la dothiénentérie ? Nous pourrions à l'infini, faire des généralisations et toutes nous conduiraient à ceci : c'est que nulle part dans aucune affection, on ne doit fonder un diagnostic sur un seul signe, ce signe fût-il le plus important, le plus essentiel, car à côté de cette maladie que vous affirmez, il y en a une, deux autres qui réclament ce qui leur appartient aussi. Mais il n'est pas jusqu'à la fameuse tache rosée, signature habituelle cependant de la *fièvre continue*, qui ne soit aussi un attribut et de la *granulie*, et de *la morve*, et *de l'entérite infantile*, et *des fièvres intermittentes pernicieuses*, et *de la pneumonie grave !* est-ce que Trousseau ne dit pas dans *ses cliniques*, tome II, p. 301 ? « C'est une erreur préjudiciable que d'envisager isolément un phénomène pathologique avec la confiance qu'il va suffire à asseoir un diagnostic. » Certainement, et pour ce qui regarde les deux types de comparaison que nous avons choisis, n'y a-t-il que la méningite absolument qui ait le droit d'être précédée de cet état expansif dont nous avons parlé ? L'enfant ne peut-il pas avoir des vers intestinaux, ou une hypertrophie cardiaque dite hypertrophie de croissance

(J. Simon), avec palpitations, lesquelles en accélérant la circulation auront occasionné cet état d'impressionabilité et d'agitation chez le petit malade. De même, dans le second cas, celui qui en fait l'objet ne peut-il pas être déprimé, mélancolique et abattu de par le fait d'une coxalgie, d'une ostéomyélite, d'un mal de Pott, voire même d'une simple entérite? Ainsi donc, et si nous insistons tant, c'est que c'est là le nœud de notre thèse : « Le *délire des grandeurs* n'est pas un signe exclusif de la paralysie générale, sa valeur sémiotique est relative aux autres caractères de la maladie. Le diagnostic de la paralysie générale, dit M. Parchappe, implique avant tout des phénomènes de paralysie. Dans la discussion qui eut lieu à la Société médico-psychologique sur cette question, ce dernier auteur s'est expliqué sur ce point de la manière la plus explicite « s'il y a, dit-il, *délire ambitieux* sous certaines formes, dans certaines conditions, on peut craindre, souvent même on peut craindre l'avénement de la paralysie générale. Que celle-ci s'ajoute au délire, plus de doute, la folie paralytique existe. Mais si ces phénomènes de paralysie ne se manifestent pas ? Eh bien, le *délire ambitieux* en persistant continue à caractériser une folie simple. »

Il y a quelques années, on a été encore plus loin. M. Doutrebente, ancien chef de clinique à l'asile Sainte-Anne, aujourd'hui médecin-directeur de l'asile de Blois, dont on ne saurait contester le talent et la hardiesse d'esprit, écrivait dans les *Annales psychologiques* (mars et mai 1878), encouragé d'ailleurs par MM. Lunier et Morel : La folie n'a pas droit de cité dans le domaine de la paralysie générale progressive. Quand elle existe elle ne s'y montre qu'à titre de complication, et vainement on nous fera croire à l'existence d'une folie paralytique « cette *folie protéiforme* qui peut, suivant les cas, devenir une *manie*, une *mélancolie*, une *monomanie*, et enfin une *démence paralytique*?. . . . . Non, nous ne comprenons plus les rapports de la paralysie générale avec les vésanies, ces dernières appartiennent encore au groupe vague des *névroses*, et la paralysie générale ne peut plus y être rattachée depuis que nous en connaissons le processus morbide et les lésions anatomiques. »

Et plus loin, « si la *paralysie générale* a paru succéder à l'aliénation mentale, c'est qu'autrefois les symptômes étant inconnus passaient inaperçus, l'attention des observateurs n'était pas éveillée et se concentrait naturellement sur les troubles psychiques si remarquables d'ailleurs par leur intensité et leur variété infinie, les phénomènes primordiaux qui caractérisent les troubles de la motricité sont au début difficilement appréciables, mais chez les personnes adonnées à une profession qui demande beaucoup de précision et de dextérité, on remarque bien avant l'apparition du délire des indécisions dans les mouvements ou des erreurs de tact qui deviennent pour les malades des causes d'irritation sans cesse renouvelées » (suit un exemple).

Comme on voit, ce n'est ni plus ni moins que le procès de *la folie* dans ses rapports avec la *méningo-encéphalite chronique diffuse*, qu'a tenté de faire le courageux aliéniste, et l'observation semble de plus en plus lui donner raison. En effet, tandis qu'autrefois il fallait aller dans les asiles d'aliénés pour se rendre compte de ce qu'était un paralytique général, aujourd'hui le plus petit service dans les hôpitaux ordinaires possède au moins un échantillon de cette affection ; ce qui prouve, non pas que la maladie est beaucoup plus fréquente, car alors il faudrait admettre pour sa production une constitution médicale particulière comme pour les affections épidémiques, mais bien que la paralysie générale étant beaucoup plus connue de nous qu'elle ne l'était il y a trente ans, notre attention est éveillée dès le début du mal, et notre esprit frappé dès les premiers désordres musculaires reconnait aussitôt la fatale maladie.

Après cette petite digression que nous avons crue indispensable pour établir l'état actuel des esprits sur ce point, revenons à notre *délire des grandeurs* ; voyons-en un peu en détail les caractères cliniques propres à la *mégalomanie* et à la *paralysie générale*, quel que soit son grade symptomatique ou son titre dans cette dernière affection.

Pour ce qui regarde la *mégalomanie*, disons un mot de la maladie en elle-même, parce que quoique partielle, cette *folie* n'en est pas moins complexe et difficile à comprendre, et que d'ailleurs tous les auteurs ne l'ont pas vue avec le même esprit. Esquirol, en effet, signale la gaieté, l'expansion, une joie folle, une tendance à voir tout en beau (comme les états fondamentaux de la *monomanie*). Il a représenté les monomaniaques comme dominés par les passions expansives (ayant le sentiment d'un état de santé parfaite et inaltérable, d'une force musculaire augmentée d'un bien-être général), ces malades, dit-il (saisissent le bon côté des choses, satisfaits d'eux-mêmes, ils sont contents des autres, ils sont heureux, joyeux, communicatifs, ils chantent, rient, dansent, dominés par l'orgueil, la vanité, l'amour-propre, ils se complaisent dans leurs pensées de grandeur, de puissance, de richesse, ils sont actifs, pétulants, d'une loquacité intarissable, parlant sans cesse de leur fidélité...., etc.). Ce tableau est tout simplement la description de la phase expansive du début de *la paralysie générale* et en certains cas de *la folie circulaire* dans sa période maniaque.

Non, ce n'est ni par la gaieté folle, ni par une satisfaction générale et toute personnelle, ni par cette pétulante confiance en soi-même qu'est caractérisée la monomanie. M. Calmeil, dans son *Dictionnaire* en 30 volumes, *Art. monomanie*, l'écrit en toutes lettres (on se figure à tort que ces malades jouissent toujours d'un bonheur parfait, les souverains des *petites maisons* déplorent parfois avec une véritable amertume l'injustice et la cruauté de leurs prétendus sujets).

Nous dirons plus c'est que le plus ordinairement c'est par des idées de persécution, précédées elles-mêmes par de fausses sensations ou hallucinations sensorielles que débute la *mégalomanie* ; autrement dit, le mégalomane, le fou raisonnant commence par être un halluciné d'abord, un persécuté ensuite et secondairement, il devient maniaque ambitieux, mégalomane, par une nouvelle évolution dans l'épanouissement du délire. Les trois groupes de symptômes : hallucinations, idées de persécution, délire des grandeurs, évoluent successivement et dérivent les uns des autres. Le *délire ambitieux* étant l'explication logique des idées de persécution et celles-ci, l'explication logique des hallucinations, mais toujours, comme dernier acte constitutif de la maladie, exagération de la personnalité, disparition complète du vieil homme auquel se substitue un roi, un prince, un monarque. On voit par cette rapide esquisse combien nous sommes loin de l'explication que donnaient Rush et Esquirol de la *monomanie* ou mieux de l'*aménomanie* comme ils l'appelaient. Tandis qu'aujourd'hui, c'est avec les plus terribles hallucinations des sens que la vésanie envahit un être, du temps de ces auteurs, c'était au contraire en chantant, en dansant et riant qu'on devenait *monomane ambitieux*; de là l'explication du nombre infini d'*aménomanes* qui peuplaient autrefois les *petites maisons*, alors qu'aujourd'hui avec la nouvelle théorie à peine si l'on trouve dans les asiles 1 mégalomane sur 300 (Guislain) et d'après Foville 12 sur 600.

Telle est la *mégalomanie*, cette folie partielle qui fait que tant que l'aliéné parle de tout autre chose que de son délire, il ne paraît pas fou, mais si l'on vient à toucher la corde sensible c'est-à-dire à attirer son attention sur sa *marotte*, c'est fini, il n'y a plus de frein, la raison s'est envolée *du logis* et vous assistez alors dans le plus profond ébahissement, surtout si vous n'avez pas été prévenu, à l'éclosion, à l'irruption spontanée du délire.

Voyons donc maintenant ce que c'est que ce délire, voyons quels sont les caractères physiques du *mégalomane* et en quoi et comment ses conceptions orgueilleuses diffèrent de celles du paralytique général !

Plusieurs auteurs se fondant sur ce que les idées fixes d'un individu doivent rejaillir sur tout son être, ont cherché à photographier le *mégalomane*, à lui donner un visage, un masque, une incarnation. De même, ont-ils dit, qu'on reconnaît l'idiot à son extérieur, le lypémaniaque à sa tenue, de même le *mégalomane* doit avoir son allure toujours la même de manière que celui qui a vu un aliéné de cette catégorie les a tous vus. Parmi ces auteurs nous citerons Brière de Boismont qui s'exprime en ces termes. « Ces mégalomanes ont une démarche caractéristique ; ils portent la tête haute ; ils ont le regard fier, protecteur, ils ne parlent à personne, souriant de pitié quand on leur adresse la parole, s'emportant si l'on s'opiniâtre à leur parler, ils vont à pas comptés ou restent immobiles dans une attitude de fierté. »

M. Falret dans sa *thèse inaugurale* (année 1853, Paris) fait aussi du mégalomane une peinture non moins frappante : « Ces aliénés partiels, dit-il, ont en général le port majestueux, le regard hautain, le geste impérieux, en un mot les attributs extérieurs de leur rôle : ils conservent dans leur maintien une dignité en rapport avec leur dignité imaginaire, ils cherchent à imposer à ceux qui les entourent et prennent réellement au sérieux le rôle éminent qu'ils se croient appelés à jouer. »

Ces deux tableaux quoique très succincts dépeignent admirablement la monomanie ambitieuse et pour quiconque a vécu quelque temps avec les aliénés, cette personnification du *mégalomane* est bien faite pour lui rappeler d'une façon inoubliable l'image de cette folie.

Nous avons présent à l'esprit un pauvre aliéné de l'asile de Quimper mort de tuberculose aiguë après un séjour de trente-trois ans, et qui présentait au suprême degré cette physionomie du vesanique partiel en même temps qu'une sensibilité excessive. Personne en effet n'était susceptible comme Nicolle (c'était le nom de cet *endoctrineur*), personne n'élevait le sentiment de la personnalité aussi haut que lui, son amour propre n'avait pas de limites, ou plutôt un rien, un simple sourire d'incrédulité suffisaient pour le froisser violemment.

Pour si peu qu'on eût l'air de douter de ses voyages nocturnes dans les différentes *ambassades de l'Europe* il nous foudroyait du regard et nous menaçait de ses *endoctrinations, c'était lui le réformateur universel*, le *fondateur de toutes les religions, et des Empires; le prophète de l'humanité, il avait été envoyé sur la terre pour remplir une mission sainte, et les hommes n'allaient pas tarder d'en ressentir les effets.* Tous les soirs après quatre heures si l'on cherchait Victor Nicolle, on le trouvait à la conciergerie guettant le moment où l'*Officiel* arrivait du pensionnat pour s'en emparer avec avidité et le dévorer de la première ligne à la dernière. C'était lui qui avait donné tels ordres, qui avait élevé tel officier à un grade supérieur, qui avait donné tel commandement à tel général, qui avait décoré tel percepteur. C'était lui qui avait décrété telle loi dont il modifiait les articles, suivant que les intérêts de son peuple l'exigeaient. Si un gardien paraissait se moquer de son importance officielle et lui démontrer qu'il n'était même pas le maître de son atelier, ou bien notre *endoctrineur* s'en allait sans répondre, ou bien, il rappelait avec irritation cet impertinent à l'ordre et à son métier d'infirmier.

Le dimanche après la messe, on voyait Nicolle sous sa redingote noire et son chapeau se promener les bras croisés de long en large en face la pension, attendant le moment où nous passerions pour venir à la hâte nous entretenir de *la grande discussion qui avait eu lieu au dernier conseil des ministres*? nous demander, si nous n'avions pas entendu parler qu'il avait fait mettre à la porte du gouvernement le ministre R... pour telle et telle affaire d'État. Il nous montrait ensuite en rejetant sa tête en arrière et nous regardant fixement une liste qu'il appelait sa liste d'exécution et sur laquelle étaient inscrits tous ceux qu'il devait *endoctriner* la nuit suivante (il entendait par *endoctriner* quelqu'un, le faire mourir d'abord et le faire renaître ensuite avec un grade dans l'armée, ou avec une haute position dans une administration, ou bien le faire revenir au monde sous la forme de vache, de veau, de veau-taureau, de chèvre, de cheval, suivant la valeur, l'intelligence et surtout suivant l'intérêt qu'il portait à l'individu).

En 1873, lors du passage du président de la République à Quimper, notre Nicolle faisait toutes sortes de vœux et promettait toutes les *endoctrinations* possibles pour que le chef de l'État vint le voir à l'asile. La visite eut bien lieu, en effet, mais pas dans le sens que le voulait notre pauvre fou, et malgré qu'il eût pris toutes ses dispositions pour voir le Maréchal et lui parler, Nicolle fut obligé de regagner son quartier comme il l'avait quitté.

Le soir à la conciergerie on l'entendait dire avec un suprême dédain. « Si ç'avait été le Maréchal, il n'eût pas manqué de descendre de cheval et de venir m'embrasser, c'était quelque aliéné qui voulait se faire passer pour lui. »

Le lendemain en allant à la jolie et riche ferme de Saint-Athanase donner à manger à ses *endoctrinés*, il aperçoit un petit poulain qu'il ne connaissait pas, qu'il n'avait pas encore vu..... « *un coup d'idée*, dit-il, radieux... *endoctrinons-le* », il l'endoctrina du nom de Mac-Mahon !

Il faut croire que dans la nuit, seul avec sa folie, et loin des plaisanteries des infirmiers, il était revenu de l'erreur de la veille, qu'il s'était bien convaincu de la visite du véritable Maréchal et que profondément mâté d'avoir été méconnu, son mode privilégié de punition et de vengeance se présentant le lendemain à lui, il l'a exercé avec la plénitude d'un délire admirablement stéréotypé.

Encore deux traits de ce *fou heureux* et *omnipotent.* Quand l'époque de l'hiver ou celle de l'été s'approchaient ou bien que, par suite d'usure, il fallait lui renouveler ses vêtements, c'était toute une affaire dans la maison, et personne n'était embarrassé comme l'honorable économe. Notre homme avait tant d'amour propre, tant de fierté, que rien ne pouvait lui faire adopter de nouveaux habits ; il haussait les épaules à toutes nos menaces, et se riait de toutes nos promesses. Il se serait cru déshonoré s'il avait accepté quelque chose de ce genre de la part de l'administration de l'asile. Profitant de cet aveu, nous eûmes l'idée de faire faire un paquet de tout ce qui lui était nécessaire, de le lui faire parvenir à l'asile, à l'adresse du général Nicolle avec force cachets et force timbres. Ce mode d'action réussit à merveille, car le soir à la contre-visite, passant à dessein à côté de l'atelier de menuiserie, notre personnage courut à nous, nous fit part, doucement à l'oreille, de ce qu'on lui avait envoyé et nous pria de lui descendre du bureau, une feuille de papier ministre pour accuser réception immédiatement à son collègue de l'intérieur.

Tout le monde rit beaucoup du subterfuge et Nicolle ne fut pas le moins heureux.

M. Broc dans sa thèse sur la mégalomanie (Montpellier, 1863) écrit que le mégalomaniaque malgré la politesse et les formes affables qu'il emploie dans ses relations, n'aime personne, ni les auteurs de ses jours, ni sa femme, ni ses enfants, que c'est l'égoïsme en personne, qu'il y en a même qui ne veulent pas les reconnaître. Le même Nicolle nous offre encore une application de ce dernier caractère chez l'aliéné partiel. Étant des environs de Quimper, sa mère venait le voir de temps en temps à l'asile et lui porter quelques adoucissements. La première fois qu'il la vit au parloir en présence du concierge et de plusieurs gardiens, il nia absolument que ce fût là sa mère et il ajouta qu'il n'était pas utile qu'elle vînt le déranger de son travail. On comprend quelle terrible émotion dut éprouver cette malheureuse femme de voir son fils, en somme très bien portant, parlant aux uns et aux autres, les reconnaître, les appeler par leur nom respectif, causer avec eux avec lucidité et elle, sa mère, être méconnue, être prise pour une tout autre personne! Dans la suite, quand elle revenait elle se contentait de demander des nouvelles de son fils et elle s'en retournait sans l'avoir vu.

Voilà le *mégalomane* type dans tous ces faits et gestes. Il n'est pas, croyons-nous, de cas d'aliéné partiel plus parfait, nous avons donné son observation avec le plus de détails possibles parce qu'elle satisfait, croyons-nous, toutes les descriptions qu'ont données de la maladie les auteurs précités.

Que dire maintenant du *paralytique général* et de son délire ambitieux ? Quelles différences séparent les conceptions orgueilleuses de ce dernier de celles du malade précédent? Ces différences sont très tranchées et connues de tous aujourd'hui, aussi n'insisterons-nous pas. Elles tiennent du tempérament des deux malades et découlent de la nature si opposée des deux maladi e.

L'un, le *mégalomane*, est l'égoïsme en personne, c'est l'amour propre, avons-nous dit, poussé à ses dernières limites, c'est la vanité faite homme ; l'autre au contraire est l'expression de la plus exc ssive bonhomie, de la philanthropie la plus désintéressée. Autant il est rare de voir le premier éprouver un bon mouvement, autant il est commun de le voir animé de la plus grande colère et du désir de la vengeance à l'occasion de la plus futile contrariété. Tournez les yeux un instant sur notre second malade (obs. XXII) il pleure pour rien, il s'apitoye sur le sort du premier venu, à la vue d'un malheureux il se dépouille de tout ce qu'il possède, il va même voler au voisin à son profit.

Tandis que le *mégalomane* juge, lui, avec une grande exactitude d'appréciation tout ce qui se passe autour de lui, qu'il estime ses compagnons d'infortune ce qu'ils sont, évitant tout contact avec eux, qu'il jouit d'une mémoire excellente avec laquelle il peut prêter une attention soutenue à ce qu'il entreprend ; le *paralytique*, au contraire, amnésique de bonne heure, est incapable de la moindre, de la plus courte discussion. Tout n'est que niaiserie chez lui et la logique est totalement étrangère à ses discours.

« Il est *roi*, *pape*, *dieu*, la veille ; le lendemain il est *ministre*, *gros négociant*, *millionnaire*, etc. Toutes ces qualités se résument sur sa tête sans qu'il en tire des conséquences sérieuses. Tant d'élévation, de richesses ne l'empêchent pas de vivre insouciant dans un asile, d'accepter bénévolement les contradictions sur ses titres, de se constituer en opposition avec lui-même en avouant l'obscurité de son origine, la faiblesse de ses ressources, la médiocrité de sa condition (Delasiauve). »

Le *mégalomane* enfin a une volonté de fer, une énergie sans égale ; le *paralytique général*, cachectique d'emblée, est *tout* faiblesse, et *tout* défaillance. Le délire du premier se perfectionne en vieillissant, le délire du second perd d'autant plus de son brillant qu'il s'éloigne de son origine.

Nous n'allons pas nous attarder sur le délire des grandeurs dans la *paralysie générale*, le sens que nous attachons au titre de notre thèse ne le comporte pas. D'ailleurs nombreux auteurs ont donné de ce délire dans cette maladie, en particulier, des descriptions complètes auxquelles il faut sans cesse revenir. Nous avons nommé M. Foville, dans son *mémoire* couronné par l'Académie, (1869); M. Falret, dans sa *thèse inaugurale* (Paris 1853) ; enfin l'éminent professeur qui a bien voulu autoriser l'impression de ce petit travail, et dont la *thèse d'agrégation* (Paris 1853) semble ne dater que d'hier.

CHAPITRE IV

Observation I

Empruntée au traité de M. Laborde (sur le ramollissement du cerveau Paris 1866 p. 273).

Délire ambitieux éclatant subitement chez un vieillard de 64 ans. — Ce délire très passager fait place à un embarras de la parole, consistant essentiellement dans l'impossibilité d'exprimer une idée, une tendance à substituer des mots vides de sens aux mots propres, et un embarras manifeste à les prononcer. — Pas de phénomènes paralytiques saisissables. — Signes de congestion cérébrale.

Un vieillard de 64 ans, le nommé L..., se portait bien à part une cataracte double qui avait nécessité son entrée à l'asile de Bicêtre, lorsque le 2 août 1860, se promenant le soir dans les cours, avec plusieurs de ses camarades, il s'est mis presque tout à coup, sans transition aucune et sans à propos, à parler de ses *châteaux*, de ses *palais* et de ses *millions*... En même temps sa parole s'embarrasse, il bredouille, et il est immédiatement conduit à l'infirmerie. Il s'y est du reste transporté lui-même, sans autre aide que le bras d'un garçon de service. Le lendemain à la visite nous le trouvons dans l'état suivant : un air d'hébétude, à laquelle n'est sans doute pas étranger son état de cécité est peint dans son regard ; ses réponses aux questions qu'on lui adresse sont incompréhensibles. Il *fait de vains efforts pour traduire sa pensée* dont l'exercice à en croire ses efforts paraît mentalement possible, ce n'est qu'à grand peine cependant qu'il rencontre quelques mots vides de sens et encore les prononce-t-il très difficilement avec une hésitation particulière comme du bégayement. Après quelque temps d'audition, nous croyons saisir le sens de quelques-unes de ses paroles ; pour dire par exemple : qu'on lui a donné à manger : « on m'a donné une petite *famine* » dit-il, on peut remarquer que l'expression principale de la phrase, *famine*, a trait à l'action de manger.

Cependant les mouvements apparents de la langue sont conservés, et en général il ne paraît pas y avoir chez cet homme de lésion ni de la motilité, ni de la sensibilité. Il se plaint seulement de la tête et nous fait entendre qu'il y éprouve surtout de la lourdeur.

C'est la première fois autant qu'il nous a été possible de nous renseigner que ce malade présentait de pareils accidents. Le traitement sur lequel nous aurons à revenir devant reprendre cette observation à un autre point de vue, a été dirigé vers les accidents congestifs.

Une amélioration générale se manifeste les jours suivants ; mais de temps à autre Lancrie se livre à des divagations *ambitieuses* et la lésion de la parole persiste plus ou moins. Ainsi sept jours après son entrée, il nous demande un « *lendemain* » pour un lavement.

Le 25 août. — Il retombe presque complètement dans son état des premiers jours lequel s'améliore encore.

Forcé alors de quitter l'hospice, nous laissons le malade dans cet état.

Voir page 17 un fait analogue dû à notre observation personnelle.

Observation II

Recueillie dans le service de M. A. Voisin. Manie aiguë confondue avec la paralysie générale. Délire furieux, menaces de mort, idées de richesse et de grandeur.

La nommée Guerrier, entrée à la Salpétrière en qualité de fille de salle d'infirmerie, est prise un jour d'excitation maniaque violente, elle crie, gesticule, chante, menace la surveillante de la mettre à mort. M. Luys dans le service duquel elle était certifie ce qui suit :

« La nommée Guerrier est atteinte d'un accès de manie avec excitation, trouble le repos et est dangereuse pour elle-même et pour les autres. »

Le lendemain 1er février 1881 on la fait passer dans le service de

M. A. Voisin qui constate dans le certificat de vingt-quatre heures qu'elle est atteinte de paralysie générale.

Le certificat de quinzaine porte la même déclaration.

La femme Guerrier est âgée de 38 ans, et née à Blangy, Seine-Inférieure. Elle a quitté le pays depuis quelques années sous prétexte que chez elle on ne gagnait pas de quoi se mettre sous la dent, pour me servir de ses propres expressions.

Elle a vécu tant bien que mal à Paris, faisant toutes sortes de métiers, jusqu'en 1871, époque à laquelle elle a fait la connaissance d'un individu qui l'a entretenue jusqu'en 1881. Abandonnée par son amant, et laissée sans ressources, sans argent, elle a été se proposer comme fille de salle à la Salpêtrière, et c'est là que nous la trouvons.

Cette malade est pâle, maigre, la voix enrouée, les traits réguliers, le front moyen, les pupilles également dilatées ; elle lit très facilement le caractère n° 2, elle reconnaît bien les couleurs ; pas de diplopie, ouïe normale, pas de bourdonnements d'oreilles. Elle reconnaît le poivre à l'odorat, la langue tremble peu, elle n'est pas déviée ; pas de tremblement des lèvres, les deux oreilles ne sont pas symétriques, celle de gauche est plus grande, plus convexe, plus développée ; pas de goître ni d'engorgement ganglionnaire. A l'auscultation du cœur, on trouve à la base un souffle doux, les deux sommets du poumon sont également sonores à la percussion ; pas de troubles digestifs, à part les vomissements qui lui surviennent quelques heures après des injections sous-cutanées de morphine. Elle est bien constituée, très propre, pas d'anesthésie ; au contraire, on trouve de l'hypérestésie en certains points, au cou et aux cuisses entr'autres, et surtout le long des apophyses épineuses des vertèbres lombaires. Elle a eu dans le temps des migraines, mais elle n'en a plus depuis quelques années.

La parole est rapide et nette, sans bégayement, la mémoire est normale. Quand on lui demande si elle a des sueurs, elle répond que oui, et que c'est le diable qui les lui envoie. L'enfer, dit-elle, que j'ai visité, est là sous nous... tout ça est très joli ; j'ai vu là des châteaux, des seigneurs, des reines, elle est l'associée de l'Angleterre et va se marier avec le fils de la reine : « J'ai sauvé Jeanne d'Arc, j'ai ressuscité Jeanne d'Arc, l'ai détachée du bûcher, je me suis mise à sa place, et quand je l'ai vue se sauver, je suis partie aussi : j'avais là ma calèche, mon cheval blanc, j'ai voyagé plus d'une fois dans le ballon au ciel. » Elle n'a pas de richesses en sa possession, mais elle sait que Dieu veut lui en donner et qu'elle aura des rentes, elle sait qu'elle aura une robe blanche et la couronne de Dieu. Sur notre demande si elle pourrait toucher 20 francs, elle nous dit que oui, puisqu'elle a 70 francs en dépôt au bureau ; nous lui demandons ensuite si elle peut disposer immédtatement de 1,000 francs, elle répond que non, qu'il faudrait les chercher au ciel. Si elle allait en ballon, elle pourrait trouver sa calèche, sur laquelle il y a quatre sacs d'or... En parlant ainsi avec de grands gestes, sa physionomie prend de plus en plus une expression heureuse.

Application de deux cautères à la nuque, et bains froids de deux minutes.

Le 2 février. — Elle nous dit que dans la guerre de Crimée, elle a tué tous les chefs d'Amérique, puis elle a foudroyé le tonnerre et les petits et les a lancés dans la fosse aux lions.

Le 3 février. — Amygdalite double avec angine pultacée, elle a été très agitée toute la nuit dernière, il a fallu la camisoler.

4 *février.* — Température frontale 34°. Temporale droite 34°. Post auriculaire droite 34°,5 Température bregmatique 34°,7. Temporale gauche 35°. Post auriculaire gauche. 34°,7 Température axillaire 36°.

11 *février.* — Menstruation qui modifie notablemeat son excitation.

16 *février.* — Guerrier est très calme, les idées de calèche, de sacs d'or, de Dieu, d'Angleterre persistent. Elle a toujours sauvé Jeanne d'Arc, Voltaire. Elle sait à un jour près la date du jour où nous sommes, mais elle le dit après un instant de réflexion. La parole est nette. La pupille droite semble un peu plus dilatée que la gauche.

10 *mars.* — N'ayant pas revu la malade depuis quelques jours et la trouvant agitée et camisolée, nous demandons de ses nouvelles à la surveillante, celle-ci nous raconte que la femme Guerrier sept ou huit jours après la disparition de ses règles est tombée dans une agitation

violente, une incohérence absolue, elle crie, vocifère, gesticule va, vient, dans la cour du *Châlet*, elle *déchire tout ce* qui lui tombe sous la main, elle a cherché par deux fois à *s'évader en sautant* par dessus les murs, elle *mange d'une façon gloutonne* et quand elle le peut, elle vole les aliments que les autres malades laissent par mégarde par là dans quelque coin. Bien plus quand l'infirmière qui distribue le vin passe, elle s'offre volontiers pour porter les portions respectivement à chaque malade, et ce n'est pas, nous dit l'infirmière, dans le but d'être utile, c'est pour attraper une ou plusieurs rations de plus.

22 *mars*. — La malade est tranquille, calme, nous en profitons ce matin pour l'interroger de nouveau et directement, nous l'invitons à se promener avec nous de long en large, elle y consent en riant.

D. — Où êtes vous ici ?

R. — A la Salpêtrière.

D. — Mais n'étiez-vous pas venue ici en qualité d'infirmière ?

R. — Si, mais la surveillante m'a rendue folle et c'est parce que je voulais la tuer qu'on m'a conduite au Châlet.

D. — Vous constatez donc que parfois vous n'avez pas la tête à vous ?

R. — Pas du tout (Est-ce que quand quelqu'un vous veut du mal, vous ne vous défendez pas) ?

D. — Votre père, où est-il ?

R. — Il est mort d'une paralysie à 66 ans.

D. — Votre mère ?

R. — Elle est à l'étranger qui m'attend. Elle est en Angleterre.

D. — De quoi vit-elle ?

R. — Elle est riche à millions (elle rit aux éclats).

D. — Et vous êtes-vous mariée ?

R. — Non mais je vais le faire avec le prince du bon Dieu, il est blond, les yeux bleus, je le vois toutes les nuits, il vit à l'étranger en Angleterre avec son immense fortune, et quand j'aurai des enfants j'en ferai des bons Dieux.

D. — Dormez-vous bien la nuit ?

R. — Oh ! à ce moment je suis avec ma famille, je vois le père de Dieu, le grand-père, la grand'mère et les trois vierges (elle rit), je vois aussi des seigneurs, des vieilles bonnes dames, des comtesses qui m'amènent en Angleterre et là je retrouve mon père et je prends mes repas avec lui.

Ses pupilles sont égales, mais contractées, ses mains étendues, les doigts étant écartés ne tremblent pas, ni sa langue, ni les lèvres, elle articule bien les mots, ses paroles sont très nettes il n'y a qu'un mot qu'elle ne peut pas arriver à prononcer même en le lui plaçant sous les yeux, c'est le mot inamovibilité. Elle ne vacille pas sur ses jambes, elle n'a pas de pituite le matin, ni de bourdonnements d'oreilles, ni les hallucinations de la vue symptomatiques de l'alcoolisme.

Voilà une malade qui au début présentait quelques difficultés de diagnostic et M. Voisin, qui, en avait fait de la paralysie générale dans sa phase expansive du début, revient de son erreur et conclut à la manie aiguë. En effet, tout soupçon de manie alcoolique étant écarté il ne reste en présence que la manie aiguë et la paralysie générale ; or, dans la paralysie générale les idées de grandeur sont mobiles, décousues, elles n'ont aucun caractère de fixité et cèdent en général en même temps que l'exaltation ou tout au moins elles sont bien modifiées ; chez notre malade au contraire, depuis le jour de l'invasion de la maladie jusqu'à cette heure son délire n'a pas varié (*toujours sa calèche avec ses quatre sacs d'or*, toujours le *Dieu du ciel pour père* et le *fils de ce Dieu pour époux*.) Ses idées de grandeur ont toujours persisté et la malade pendant les périodes de calme a déliré autant que pendant les moments d'exaltation ; aujourd'hui comme les premiers jours de la maladie (elle a *sauvé Jeanne d'Arc du bûcher, elle l'a détachée elle-même, elle a ressuscité Voltaire*, etc.).

Elle a bien présenté, il est vrai, des signes d'une certaine importance en faveur de la paralysie générale tels que sa gloutonnerie, sa tendance à voler les aliments et les rations de vins des voisines, son penchant à tout déchirer, enfin ses tentatives d'évasion : mais d'un autre côté les signes positifs c'est-à-dire les phénomènes paralytiques ont tout le temps fait défaut.

Il ne reste donc plus que le diagnostic de manie aiguë qui s'impose de par le fait même de l'élimination de tous les autres. Espérons dans l'intérêt de la malade surtout que le temps nous donnera raison.

Observation III

(Recueillie à la Salpêtrière, service de M. A. Voisin)

Manie chronique. Délire des grandeurs. Idées de richesse.

La nommée P... est entrée le 17 juillet 1860 à la Salpêtrière, service de M. Voisin.

Le 12 avril dernier nous la faisons venir dans le cabinet du chef du service afin de l'examiner plus attentivement et ne pas être gêné par les autres malades de la cour. Elle nous arrive avec un tas de hardes, un panier, et un sac sur son dos.

C'est une femme de forte constitution, un peu voûtée, mais très agile encore, la figure est régulière, un peu rouge. La parole est dégagée, les pupilles sont égales, la main étendue et les doigts écartés les uns des autres ne présentent aucun tremblement. Elle est très solide sur ses jambes, elle rit sans cesse en regardant de côté et d'autre. Pendant que nous lui auscultons le cœur et les poumons, qui ne présentent rien d'anormal, elle parle d'une façon inintelligible.

D. — Quel âge avez-vous ?

R. — 68 ans.

D. — Où êtes-vous née?

R. — C'est mystérieux.

D. — Que faisaient votre père et votre mère ?

R. — Mon père est Motard, prince de Demidoff, châtelain de Bourgogne, et la fille de Louis XVI était ma mère.

D. — Depuis combien de temps êtes-vous ici?

R. — Depuis vingt-trois ans.

D. — Savez-vous où vous êtes ici ?

R. — Je suis à la Salpêtrière dans mon château.

D. — Êtes-vous mariée ?

R. — Oui, avec le duc d'Orléans.

D. — Mais comment se fait-il que vous répondiez au nom de P... et que vous soyez inscrite partout sous ce nom là ?

R. — Oui, P..., devant la loi. On aurait dû ajouter duchesse d'Orléans. J'ai eu avec le duc cinq enfants, dont quatre garçons et une fille qui porte le nom de princesse de Lamballe marquise de Demidoff.

D. — Mais où avez-vous votre fortune ?

R. — Rue de la Pépinière, n° 19 C'est là que j'ai tous les diamants de la couronne. Maintenant, outre cela, toutes les mines d'or nous appartiennent, même celles d'Afrique et d'Espagne, ma fille, elle, se promène, tous les jours en landeau. Elle va se marier incessamment, elle est assez riche pour cela.

Au fur et à mesure que nous écrivons ses réponses elle parle toute seule et cherche à s'expliquer qui nous pouvons être.

Elle regagne son quartier sans oublier ses hardes et ses chiffons.

Observation IV

Emprunté à la thèse de M. Cavalier « Sur la fureur épileptique. » Montpellier, 1853 n° 193, p. 54-55. Délire des grandeurs chez un épileptique.

R. E..., âgé de 52 ans, d'un tempérament bilioso-sanguin, d'une bonne constitution, est entré dans l'asile le 19 juin 1846. Il ne nous a pas été fourni d'indications sur les malade si héréditaires de sa famille. A l'époque de son admission, il n'avait des attaques qu'à de longs intervalles qui ont en même temps une durée de plus de trois mois. Tout en restant encore peu fréquentes, les attaques se sont beaucoup rapprochées, rarement isolées, elles se répètent ordinairement dans un court espace de temps.

Ce malade est lors de la période de calme, dans une démence avec idées ambitieuses, peu profonde ; mais plusieurs jours avant les manifestations épileptiques, l'intelligence s'affaisse beaucoup, la démence fait des progrès. A cette époque, R. E... qui d'ordinaire aime beaucoup à parler, à plaisanter, reste tout le jour silencieusement assis dans quelque coin, il n'a pas de vertiges mais seulement de grandes attaques qui d'ailleurs n'offrent rien de particulier. Après l'attaque (qui survient ordinairement la nuit), il tombe dans un sommeil comateux ; le lendemain la démence est encore plus prononcée ; de nouvelles attaques surviennent, et alors la *monomanie ambitieuse* se développe davantage :

R. E... se croit maire de son village, il rappelle souvent cette idée que plusieurs malades ont prise au sérieux, ils l'appellent M. *le maire* ; mais il ne borne pas là son ambition, il se croit maître de l'hôpital, roi ; il exige l'obéissance des autres malades etc...

La fin de l'observation a trait à la violence des attaques et à la fureur maniaque qui les suit.

Voir page 21, deux observations personnelles mais incomplètes recueillies pendant notre internat à l'asile de Quimper et dans lesquelles le délire des grandeurs avait un caractère particulier.

Observation V

Empruntée au traité de la paralysie générale de M. A. Voisin.
Folie simple, hypémaniaque. Hallucinations, idées de grandeur,
de richesses. Conceptions hypochondriaques.

R..., Eugénie, âgée de 43 ans, couturière, entre le 18 octobre 1877 à la Salpêtrière, dans mon service. Les certificats d'entrée constatent qu'elle est atteinte d'un délire chronique avec hallucinations et idées de persécution et de grandeur.

Traits réguliers, nez épaté, front moyen, pupilles égales, moyennes contractiles. La parole est facile, la vue est nette ; pas de photophobie, pas de phosphènes. Elle dit avoir eu des bourdonnements d'oreilles pendant deux ans, avoir été sourde un mois et avoir été guérie par des injections. Elle reconnaît le poivre à l'odorat.

Pas d'ataxie ni de déviation de la langue. Elle nous dit que sa langue est *décrochée*, pas de goître, pas de ganglions cervicaux postérieurs, pas d'anesthésie, ni d'hypéresthésie, rien de particulier du côté des poumons et du cœur. Hauteur du foie et de la rate normale. Le ventre est généralement un peu sensible, surtout dans les fosses iliaques et principalement à gauche. Elle dit ne plus être réglée depuis quelques années.

De la septième à la dixième apophyse épineuse dorsale, douleur très vive à la pression. Du reste, la malade y souffre spontanément. Elle éprouve de la douleur dans presque tous les points du corps. Elle a la sensation que ses mains tombent, qu'on lui arrache les partie du corps, elle attribue ces sensations à des hommes de Saint-Alban dont elle entend les voix par moment sous terre, ces voix disent qu'il faut la faire enfermer et la mettre à la porte, etc.

Renseignements de sa fille qui est bien portante. — Pas d'antécédents héréditaires. Le debut de la maladie remonte à cinq ou six ans. La malade a éprouvé de grands chagrins. Son mari après avoir dissipé l'argent qu'ils avaient économisé, l'a abandonnée. Depuis cette époque elle est dans les asiles de la Seine. La maladie a débuté par des paroles incohérentes, des hallucinations, des idées et des tentatives de suicide.

Depuis cette époque elle a eu l'idée qu'elle avait des millions. Elle dit que sa grand'mère descendait du pape et qu'elle est impératrice. Elle croit qu'on la tient en prison parce qu'elle doit régner. Elle attend toujours des robes de velours qu'elle croit avoir commandées.

N. — Voir pages 22 et 23, deux faits détachés analogues au précédent et dus à notre observation personnelle pendant notre internat à l'asile de Quimper.

Observation VI

(Tirée de la thèse de M. Geoffroy. Paris, 1861, p. 82 et recueillie par M. le Dr Linas, registre de 1854).

Accès de folie à double forme : période d'excitation caractérisée par des idées de grandeur et de richesse ; période de dépression accompagnée de délire religieux et des persécutions. Guérison.

M. P... Mathurin, âgé de 28 ans, soldat au 13e de ligne, en garnison à Paris, entre à Charenton le 19 mars 1854. Ce malade est de taille moyenne, assez robuste, quoique blond et un peu lymphatique ; il présente une conformation du crâne et de la face qui se rapproche du type mongolique ; de plus, un certain air de stupidité règne sur son visage.

D'après le rapport très concis du médecin du régiment, l'explosion du délire de ce militaire daterait du 13 mars. Quelques jours avant cette date, le malade présentait un état de tristesse qui ne l'empêchait pas encore de faire son service. Vers le 12, cet état changea, une exaltation cérébrale survint qui se traduisit en faits répréhensibles qui nécessitèrent la réclusion du malade. A la visite du 13, l'aliénation mentale ne fut plus douteuse pour le médecin. Quelques renseignements indiqueraient que ce militaire avait perdu ou croyait avoir perdu un billet de 600 francs ; de là son état morose et taciturne tout à fait inaccoutumé. A la nouvelle que le billet était retrouvé, l'exaltation des facultés mentales se manifesta et le délire fit explosion. Transporté alors au Val-de-Grâce, P... offre tous les symptômes d'un délire général continuel ; il parle très haut, crie, interpelle ceux qui l'entourent ; il se dit un haut fonctionnaire, maréchal de camp, puis un personnage sacré ayant une mission divine à remplir, il persiste à soutenir qu'il a perdu un billet de 600 francs. Nul acte de violence.

Depuis son entrée à Charenton, ce militaire présente le type parfait de la folie à double forme : son état a trois périodes distinctes qui se succèdent dans un ordre régulier et suivant une marche constante : mélancolie, manie, puis calme. La période de dépression s'annonce par de l'ennui, moins d'aptitude et de goût au travail. Ce malade devient triste, regrette sa liberté, ses amis, réclame sa sortie, son retour au régiment, sa figure s'assombrit, ses yeux prennent une expression de mécontentement, il devient défiant, soupçonneux, refuse de travailler et de se laisser diriger.

Les idées de persécution assiègent son esprit ; ceux qui l'entourent sont ses ennemis, des mauvais sujets, des conspirateurs qui complotent contre lui, contre le pouvoir et contre le chef de l'État ; il se plaint d'avoir été volé et dupé, frustré dans ses droits légitimes ; il lui est dû des sommes considérables qu'on refuse de lui solder. A ces craintes et à ces réclames chimériques viennent aussitôt se mêler des idées religieuses ; c'est un théomane fort triste ; il est en communication avec les puissances célestes, et ceux qui l'entourent sont des démons et des suppôts de Satan. Cette tristesse profonde se change tout à coup en une agitation violente. Alors le malade n'a plus de repos ni de sommeil ; il crie, il déclame et s'agite, ici dominent les idées de grandeur et des richesses... P... se croit général, aide de camp de l'empereur ; il commande des armées à haute voix, il prononce des sentences, des arrêts de mort, châtie ses ennemis ; il prend en affection quelques malades, il a de la haine pour d'autres qu'il rudoie, accable d'injures ou de menaces, et quelquefois de coups. Les bains prolongés, les saignées abondantes et les opiacés, ne produisent dans ce cas qu'un amendement incomplet et temporaire. Après cette période d'agitation, le calme renaît peu à peu et le malade revient insensiblement à son état normal. Pendant la période de calme, il est doux, facile, assez bienveillant, c'est un travailleur intrépide et plein de zèle.

La durée des périodes a été jusqu'à présent peu variable. La période de mélancolie dure environ douze jours en moyenne ; la période d'agitation est plus longue (3 ou 4 septenaires) ; la période de rémission est quelquefois plus longue encore et dure souvent plus d'un mois.

P..., sort enfin le 4 novembre 1854, c'est-à-dire au bout de huit mois, guéri comme l'indique son certificat de sortie, il rentre une deuxième fois, le 31 décembre 1859 atteint d'excitation maniaque, avec loquacité, insomnie, etc..., qui diminue peu à peu dès le mois de janvier suivant ; si bien que le malade sort de nouveau le 26 mars 1860 également guéri, mais cette fois sans avoir présenté de période dépressive.

N. — Voir page 26 une note détachée sur le délire des grandeurs dans la folie à double forme chez un aliéné de l'asile des aliénés de Quimper (pendant notre internat).

Observation VII

Empruntée au traité de la paralysie générale de M. A. Voisin. Hystérie, délire mélancolique, des grandeurs et des richesses.

La nommée Coc., femme Gr., âgée de 38 ans, entre le 10 novembre à la Salpêtrière, dans mon service.

Les certificats d'entrée portent qu'elle est atteinte d'un délire mélancolique et qu'elle a de fréquentes attaques d'hystérie.

Physionomie intelligente, traits réguliers, pupilles égales, oreilles bien faites ; pas d'ataxie de la langue ni des lèvres ; pas de goître ni de ganglions cervicaux postérieurs ; pas de douleur spontanée ou provoquée, les bruits du cœur sont normaux. Rien de particulier dans les poumons. Foie et rate de hauteur normale. Douleur à la pression dans la fosse iliaque gauche.

Il est impossible de savoir d'elle quoi que ce soit. Elle garde un mutisme presque complet.

Renseignements fournis par le mari. — Il n'existe pas d'antécédents héréditaires cette femme dont le caractère a toujours été impressionnable, était sujette à des attaques d'hystérie. Elle a eu étant enfant la fièvre typhoïde. Le début de la maladie semble remonter au mois d'août dernier. A partir de cette époque on a remarqué qu'elle négligeait son ménage et contrairement à ses habitudes qu'elle allait causer chez ses voisins, elle leur disait qu'on aurait la république qu'elle serait à la tête du gouvernement, que son père occuperait une haute position, qu'elle serait riche et enfin que l'hôpital Saint-Louis lui appartiendrait.

Le cinquième jour de son entrée, elle est prise d'embarras gastrique fébrile. Elle prononce quelques mots bien articulés, se plaint de céphalalgie.

10 *janvier* 1878. — Guérison après un traitement morphinique.

Observation VIII (Empruntée au traité de la paralysie générale de M. A. Voisin, p. 73).

Folie hystérique. Délire des grandeurs et des richesses.

La nommée D..., âgée de 36 ans, fleuriste, est entrée le 12 mars 1877, dans mon service avec les certificats suivants donnés par MM. Legrand du Saulle et Magnan : folie hystérique, chants, cris, divagations orgueilleuses, idées ambitieuses.

Les renseignements donnés par sa sœur apprennent que : à presque toutes les périodes menstruelles, depuis quatre ans, elle est excitée. Il y a six semaines, elle s'est mise à parler tout haut de la fin du monde, d'empoisonnement dont elle était menacée, de ses rapports de famille avec la maison de Bourbon.

Je la trouve agitée, elle parle avec volubilité de miracles, de purgatoire, dit qu'on lui a proposé d'être la Sainte-Vierge, qu'elle sait lire le présent, le passé et l'avenir, que le 6 janvier la fin du monde arrivera, qu'elle est la fille de Don Carlos, qu'elle a 100.000 francs à elle, qu'on a proposé à celui qu'elle a aimé de doubler sa fortune.

Traits réguliers, pupilles égales, pas d'ataxie de la langue, des lèvres. La parole est très nette, mémoire conservée.

Janvier 1878. — L'état de la malade est le même.

Observation IX

(Tirée des *Annales médico-psychologiques* 1849, t. I, p. 470).
Monomanie ambitieuse consécutive à une fièvre typhoïde (Dr Sauvet).

A... est fille de pauvres vignerons. Elle se fit remarquer dès son bas âge par un désir immodéré des richesses ; vers l'âge de 17 ans, elle se rendit à Paris, pour se placer en condition, espérant ainsi arriver plus rapidement aux grandeurs. Mais bientôt les désillusions arrivent, les besoins se font sentir, et A... est atteinte d'une fièvre typhoïde ; on la transporte à la Pitié. Dans le déclin de la maladie, le délire se manifeste : elle est envoyée à la Sapêtrière le 25 mai 1844 ; elle y reste jusqu'au commencement de septembre, époque à laquelle l'ordre de sa translation dans son département la fit conduire dans l'asile de Fains, où elle arriva le 4 septembre. Sa démarche est fière et arrogante, une expression invincible de mépris est répandue sur toute sa physionomie ; si elle parle c'est comme on dit vulgairement du bout des lèvres. Sa santé physique est bonne, elle est parfaitement remise de sa fièvre typhoïde, et si l'on n'était pas prévenu par les apparences que nous venons de signaler, on la croirait raisonnable en tous points ; mais qu'on lui parle de sa position, de sa naissance, aussitôt elle assure que ses parents sont fort riches, qu'elle a de puissantes protections à la cour.

Aussi nous prend-elle, l'honorable chef de service et moi, pour des princes russes, ou tout au moins des médecins envoyés tout exprès par le roi pour venir la soigner. Du reste A... est fort intelligente et laborieuse.

Nous rapprochons de cette observation le cas suivant, recueilli par le Dr Leudet, ancien interne des hôpitaux, et reproduite *in extenso* dans les *Annales médico-psychologiques*, 1850, t. II, p. 148-149 et 150.

Observation X (Résumée).

Monomanie ambitieuse survenue dans la période de déclin d'une fièvre typhoïde à symptômes peu graves. Guérison.

R... (Thérèse), 23 ans, couturière, est entrée le 19 septembre 1849 à l'Hôtel-Dieu, salle Saint-Landry, n° 24, service de M. Louis.

A l'âge de 14 ans, elle éprouva pendant un mois des douleurs gravatives dans le ventre et de la céphalée : quelques sangsues amenèrent du soulagement. Un mois après les règles apparurent. De taille élevée, d'un tempérament lymphatico-nerveux, elle n'avait jamais fait de maladie.

R.... habite Paris depuis quatre ans, elle n'a jamais éprouvé ni émotion morale vive ni chagrins. Malade actuellement depuis six jours, diarrhée, céphalée, accablement général, elle s'alite. Anorexie, pas d'épistaxis, soif vive : saignée du bras, la prostration néanmoins persiste : elle est constamment somnolente mais sans rêves effrayants, elle se plaignait d'entendre des bruissements d'oreilles, des bourdonnements et disait éprouver des étourdissements et un accablement extrême.

Le 19 *septembre.* — Elle entre à l'Hôtel-Dieu.

État à son entrée : face pâle, décubitus dorsal, intelligence en apparence parfaite, réponses justes et précises ; yeux cependant un peu hagards, et le sourire plus fréquent qu'il ne l'est d'habitude chez un individu sain d'esprit, peau sèche et chaude, pouls 92, régulier, fort. Étourdissements dans la position assise, faiblesse générale, céphalée, pas d'épistaxis.

Soif vive. Langue rosée sur les bords, blanche au centre : un peu de météorisme abdominal : pas de gargouillement dans la fosse iliaque droite, pas de tàches rosées. Un peu de toux, (limonade).

20. — Au soir, 100 pulsations ; pouls large et fort ; pas de céphalée, idées exaltées, yeux un peu hagards, paroles fortement accentuées. Sur le ventre deux petites taches rosées.

21. — Au soir 96 pulsations, yeux hagards, anxiété, surdité légère, bourdonnements d'oreilles, toux, râles secs dans les deux poumons. Quelques nouvelles taches rosées, gargouillement profond dans la fosse iliaque droite (limonade), eau de sedlitz.

22. — Au soir, pouls bat 92 fois à la minute. Bouche et langue sèches, rougeâtres, sept selles, quelques sudamina.

23. — Au soir, après que j'eus interrogé la malade elle me pria d'avancer la table qui était au milieu de la salle, je lui fis observer que cette table ne lui appartenait pas. « Elle est à moi, dit-elle, et dans le tiroir se trouvent une épingle en diamant et une décoration dont je veux vous faire cadeau. » Elle se croyait la fille de Napoléon ayant été adoptée par lui, et le nom qu'on devrait mettre sur sa pancarte était celui de Bonaparte et non celui de Rabot.... La mémoire est du reste conservée : la connaisssance du jour du lieu où elle se trouve exacte, seulement elle assure ne connaître aucunement ses parents réels.

Le 24. — Même état. Même monomanie. Elle me reproche de ne pas porter la décoration.

Le 27. — R... reçoit quelques-uns des siens, elle n'en veut reconnaître aucun, disant qu'elle avait été adoptée par le président de la République. Elle reproche à l'un d'eux d'être venu en blouse, que cela n'était pas convenable quand on était admis à voir une princesse.

Le mari de R... assura qu'elle n'avait jamais donné aucun signe d'aliénation mentale.

Du 28 *au* 30 *septembre.*—La monomanie reste la même : la malade s'asseoit sur son lit, se trouve bien, et se lève même le dernier jour. Les symptômes morbides ont disparu, il ne reste que de la faiblesse musculaire.

Le 1er *septembre.* — R... mange une portion.

Les 3, 5 *octobre.* — L'appétit est très développé. La malade se lève de nouveau. Le pouls varie de 68 à 74.

Jusqu'au 10, la monomanie ambitieuse persiste au même degré.

Le 11. — Je renouvelle un essai que j'avais fréquemment tenté : c'était de déployer le papier placé au chevet de son lit, c'est-à-dire la pancarte portant son vrai nom. Les jours précédents, elle se fâchait chaque fois que je revenais à ce moyen d'exploration; aujourd'hui, elle paraît s'en occuper peu.

Le lendemain, 12 septembre, la pancarte était restée développée comme je l'avais mise la veille.

Le 12, au soir. — Cessation de la monomanie. R... l'annonce elle-même. Elle assure que toutes ses idées de grandeur l'ont abandonnée tout à coup dans la journée. Elle marque un grand étonnement d'avoir eu de pareilles idées, elle en cherche vainement la cause : jamais, dit-elle, elle n'a vu Bonaparte et n'a aucun enthousiasme pour lui.

R... reste dans les salles jusqu'au 20 octobre; elle est constamment levée et mange deux portions. L'aliénation mentale ne reparaî pas.

Le 25 *novembre.* — R... va rendre visite à M. Leudet; elle n'avait pas eu de nouvelle atteinte de folie.

Quelques mois après, cette femme est rentrée à l'Hôtel-Dieu pour une variole légère, pendant laquelle il n'est survenu aucune aliénation des facultés intellectuelles.

Observation XI

Tirée de l'appendice au *Traité des maladies mentales* de Griesinger.
Délire des grandeurs à la suite d'une insolation.

« Mme B..., 27 ans, entre le 14 septembre à la Salpêtrière. Pas d'hérédité. Santé toujours bonne. Le 14 août 1859, par une journée des plus chaudes, elle voulut assister à la rentrée des troupes ; le lendemain, violente céphalalgie que Mme B... attribua à l'insolation de la veille. Le délire éclata bientôt, calme d'abord, il devint rapidement violent. Le 20 août, apparurent les règles qui ne modifièrent nullement l'état de la malade ; l'agitation continua et le 14 septembre elle entrait à la Salpêtrière.

15 *septembre*. — Cette femme est dans la plus grande excitation. Son délire est des plus extravagants ; les idées de grandeur prédominent et se mêlent à quelques idées érotiques, on constate aussi des hallucinations de plusieurs sens. Elle est Anne d'Autriche, fille de Louis XVI, reine d'Espagne et de Westphalie ; son père, Louis XVI, a été guillotiné ; elle le sera, elle aussi, aujourd'hui, et sa fille Anna demain. La nuit dernière elle est accouchée de trois enfants et fit plusieurs fausses couches. Sa fortune n'est pas grande, elle porte dans le dos un petit sachet renfermant des trésors. Saint-Yves, le gendarme auquel elle doit se marier, lui est apparu cette nuit ; elle l'a vu et l'a entendu lui parler. Tout le reste du mois de septembre s'écoule sans présenter d'autres phénomènes que des alternatives de calme et d'excitation, avec cependant un état de maigreur extrême de la face, un peu d'œdème, de la pâleur de la face et des mains, mais sans albumine dans les urines.

Le 10 *octobre*. — Le délire a complètement disparu, le pouls est à 90°, l'état général est très satisfaisant. Sur les instances de son mari, la malade obtient sa sortie. »

Voilà un cas bien net de délire expansif avec prédominance d'idées de grandeur. Il n'est nullement suspect d'hérédité, ni de prédisposition. Mme B... a toujours joui d'une excellente santé ; aucune excentricité, aucune bizarrerie dans le caractère ne sont mentionnées par sa famille. C'est bien le lendemain même du 14 août et brusquement que Mme B... s'est sentie frappée et qu'elle a immédiatement attribué les accidents cérébraux qu'elle a ressentis à l'exposition prolongée sous l'ardent soleil de la veille.

La discussion sur le diagnostic de la cause ne saurait donc être plus longtemps prolongée.

Observation XII

Tirée du *Traité de la folie* de Parchappe p. 17.
40 ans. — Délire ambitieux à la suite de couches ; agitation excessive : paralysie des sphincters. Mort rapide. Autopsie.

« Il y a quinze jours, immédiatement après être accouchée, la femme dont nous citons l'observation est prise de délire avec agitation ; lochies peu abondantes. A son entrée à l'hôpital, agitation excessive ; incohérence, idées de richesse. La malade se frappe à la tête ; évacuations involontaires. Elle prétend qu'elle est le bon Dieu. Elle doit avoir des chevaux d'or, une canne d'or, une tabatière d'or, une autre d'argent. Elle est la bonne Vierge : elle croit avoir du plomb dans la tête : elle dit qu'en frappant sa tête elle fera sortir ce plomb et que cela fera des tabatières d'or. Agitation excessive, infiltration des membres, dyspnée, mort. Autopsie. L'encéphale pèse 1195 grammes « coloration rouge lilas, uniforme dans la couche corticale de l'extrémité antérieure des hémisphères cérébraux, disséminée par plaques dans la couche corticale des autres régions, mollesse superficielle de cette couche à l'extrémité antérieure des hémisphères. Hypérémie de la substance blanche, coloration lilas de la couche corticale du cervelet. Épanchement de sérosité dans les plèvres, le péricarde et le péritoine. »

L'autopsie démontre surabondament que ce délire des grandeurs et des richesses est dû ici à un afflux sanguin, à une congestion intense vers l'encéphale, et en faisant même abstraction de l'examen anatomique, est-ce que la malade au milieu de son délire et de son incohérence ne disait pas d'une façon assez significative ce qui, passait sous son crâne? « J'ai du plomb dans la tête » qu'est-ce qui, mieux que les malades est plus apte à exprimer ce qu'ils éprouvent? M. Baillarger fait de cette sensation une conception délirante hypochondriaque ; mais ajoutez simplement « il me semble que » à « j'ai du plomb dans la tête » et vous aurez là une expression commune à tous les malades des hôpitaux.

Remarquons en outre que cette congestion encéphalique intense coïncide avec des lochies peu abondantes, et qu'il est plus que probable que si cette femme avait perdu davantage pas les voies utéro-vaginales, il n'eût pas été donné d'observer ces accidents cérébraux aigus et par suite la mort rapide qui en a été la conséquence.

Observation XIII

Communiquée à M. Delasiauve et tirée de l'appendice au *Traité des maladies mentales* du professeur Griesinger.

27 ans. Choléra. Sept jours après délire ambitieux. Parole embarrassée. Guérison après sept semaines.

« Paulin (Antoine), âgé de 27 ans, originaire de Hagueneau (Bas-Rhin), exerce la profession de tanneur et habite avec sa famille rue Lenoir Saint-Antoine. Pris de choléra le 19 juin, il s'en relève assez promptement, mais le cerveau conserve l'empreinte du mal, et le 26, sept jours après, Paulin est arrêté comme aliéné sur la place publique. Sa physionomie est stupéfaite et bouleversée. Telle est la confusion de ses idées, qu'il ne saurait fournir aucun renseignement précis sur ce qui lui est arrivé. Son délire est assez incohérent et revêt une forme ambitieuse. Dieu communique avec lui ; il est le roi des rois. La veille de son entrée, il avait demandé un emploi au président de la République. Un tremblement manifeste agite ses lèvres, la prononciation est notablement embarrassée ; il y a plus de troubles que d'affaiblissement dans la mémoire. Paulin sait que nous sommes au mois de juin 1849. Son agitation force à le tenir emprisonné dans une camisole. Quelque cause serait-elle venue en aide à la disposition cholérique pour provoquer l'explosion du délire? Paulin mène une conduite régulière, il ne boit pas et consacre à entretenir ses parents qui sont à sa charge les 3 fr. 50 qu'il gagne par jour et qui lui suffisent à peine pour vivre. On conçoit que le chagrin de manquer d'ouvrage ou la crainte de perdre celui qu'il avait ait pu influer sur son esprit. Grâce au régime et aux moyens mis en usage, tels que saignées générales, ventouses à la nuque, sétons, pédiluves sinapisés, tisanes tempérantes, purgatifs et juleps calmants, l'agitation s'apaisa et Paulin à l'exception d'un peu d'étonnement qui n'est peut-être qu'apparent à cause de son tempérament, recouvra sa santé morale. Vers le 10 juillet, il commença à tresser de la paille, et depuis trois semaines il travaille à la buanderie, le 17 août son certificat de sortie a été signé. »

Observation XIV

Rhumatisme articulaire, aigu, généralisé avec manifestations viscérales, encéphalopathie rhumatismale. Délire des grandeurs et des richesses.

Nous lisons dans nos *notes de clinique médicale* à la date du vendredi 11 septembre 1878.

Le lit n° 1 de la salle Saint-Jean-de-Dieu (service de M. Vulpian suppléé par M. Dieulafoy) (Hôp. Charité) est occupé depuis hier par un homme de 35 ans, rétameur de son état. Cet homme est entré pour une attaque de rhumatisme qui date de cinq jours, il se plaint de douleurs aiguës aux deux genoux, aux deux articulations tibio-tarsiennes, aux deux poignets, aux deux coudes. Pas d'écoulement uréthral, il a une fièvre intense, et des sueurs profuses, il accuse en même temps des douleurs abdominales. En auscultant la région du cœur, on entend un léger frôlement du péricarde qui mêlé aux bruits du cœur donne la sensation d'un bruit de galop, à droite et sous l'aisselle, on entend aussi des frottements râles qui indiquent que la plèvre est atteinte par l'inflammation. M. Dieulafoy prescrit 50 centigrammes de sulfate de quinine matin et soir, deux pots de chiendent avec 4 grammes d'azotate de potasse et quelques ventouses scarifiées sur la région cardiaque. On entoure toutes les articulations malades avec du coton iodé.

13 *octobre*. — X..... va de plus mal en plus mal. Sueurs aussi profuses, il a 60 respirations par minute, 140 pulsations, le bruit de galop, perçu le 11, persiste. De plus à la pointe et au premier temps nous entendons les uns après les autres un bruit de souffle, c'est l'endocarde qui est envahi à son tour et qui manifeste son inflammation par une insuffisance mitrale. A droite, les frottements pleuraux sont disparus et ont fait place à un bruit de souffle voilé, lointain, diffus et à de l'égophonie patognomoniques d'un épanchement. On lui applique des sinapismes à toutes les articulations, des ventouses tout le long des lombes, une potion avec sulfate de quinine, 2 grammes additionnés de 0,20 de camphre. Enfin une infusion de 0,60 de feuille de digitale.

Le soir du 14, brûlant du désir de savoir ce que ce malheureux allait devenir, nous avons été demander de ses nouvelles à la sœur du service, et celle-ci nous dit que X..... depuis midi délirait, qu'il avait fallu lui mettre de longues planches de chaque côté de son lit pour l'empêcher de se lever et que dans son délire il parlait d'un prochain mariage avec une fille très riche de son pays, qu'il monterait une fonderie immense où il ferait travailler des milliers d'ouvriers et que le temps des millions était arrivé pour lui.

Nous n'avons pu, à notre grand regret, compléter cette intéressante observation ; il nous semble cependant que plus tard étant retourné à la salle Saint-Jean de Dieu, la même sœur nous dit que cet homme était sorti guéri ?...

Mais quel qu'ait été le sort de ce malade, il n'est pas moins du plus grand intérêt de voir la marche envahissante qu'a suivie ce rhumatisme et les manifestations psychiques qui ont éclaté aussitôt que la céreuse cérébrale a été atteinte à son tour. Ajoutons en outre que si on n'a pas administré le salicylate de soude comme beaucoup de médecins l'auraient peut-être donné, c'est parce que le rhumatisme au lieu de rester localisé aux articulations a gagné les séreuses viscérales, et que dans ces cas cet agent est plus nuisible qu'utile.

Observation XV (*inédite*).

Recueillie dans le service de M. A. Voisin (pas d'hérédité vesanique). Ataxie locomotrice. — Cinq ans après hallucinations de la vue et de l'ouïe. — Idées de persécution. — Exaltation maniaque. — Accès furieux. — Trois ans plus tard idées de richesse et de grandeur.

La femme D..., née Jacob, âgée aujourd'hui de 66 ans, entrait le 29 juin 1870 à la Salpêtrière, service de M. A. Voisin après un séjour de huit mois à Sainte-Anne.

Renseignements donnés par le mari :

La mère Jacob est morte âgée, non aliénée. Le père, ancien soldat, non aliéné. Cinq enfants aucun aliéné, sauf celle-ci.

Antécédents de la malade :

Jamais de maladies aiguës, jamais de fièvres éruptives, pas de fièvre typhoïde, pas de rhumatisme, pas de *syphilis*, toujours excellente santé, sauf quelques douleurs lombaires vives en 1850 attribuées à un refroidissement. Mariée à 32 ans, a eu dix enfants, accouchements toujours laborieux et longs, mais jamais d'applications de forceps, a eu son dernier enfant le 26 août 1855. Toujours bien réglée jusqu'à l'âge de 49 ans, et ayant jusque là exercé toujours avec entrain le métier de brocanteuse. En 1864, la malade âgée alors de 49 ans (étant née en 1815) a senti tout d'un coup des douleurs atroces partant du dos et parcourant les jambes avec rapidité. Elle les appelait *surprenantes*, parce que, disait-elle, c'était au moment où elle s'y attendait le moins qu'elles arrivaient.

Elle avait en même temps des nausées et des vomissements. Elle voyait des mouches devant les yeux et des feux différemment colorés. Elle a continué à faire son métier tant bien que mal jusqu'en novembre 1869 époque à laquelle la marche était devenue impossible, elle était obligée de se tenir aux murailles et aux maisons pour faire la moindre course ; le sol, disait-elle, la faisait *tressauter*, en même temps elle commença à présenter par moments un peu d'exaltation, ses propos étaient violents et ses paroles injurieuses, un jour elle fut prise d'un tel accès d'agitation et de colère qu'elle fut immédiatement conduite à Sainte-Anne, elle croyait qu'on voulait emprisonner son enfant, elle entendait crier après lui et disait à son mari de prêter l'oreille aux voix terribles et menaçantes qu'elle entendait.

Elle passa huit mois, avons-nous dit, dans cet asile après lesquels elle fut transférée à la Salpétrière le 27 juin 1870 où elle est encore.

Le lendemain de son entrée à la visite voici ce qu'on constata chez la femme D... Pas de troubles de la sensibilité, pas d'anesthésie, la malade prétendait que deux ans auparavant, elle était insensible au froid, au chaud, aux piqûres d'épingle. La sensibilité était donc revenue, elle avait parfaitement la sensation d'un corps chaud ou d'un objet froid et se rendait bien compte des piqûres et des pincements. Les divers mouvements des membres supérieurs étaient un peu gênés mais elle s'en servait encore assez aisément. On ne pouvait en dire autant des membres inférieurs. La malade fauchait en marchant, elle jetait ses jambes à gauche et à droite dans le désordre le plus complet. Si on lui fermait les yeux avec la main et qu'on lui dit de marcher, elle titubait aussitôt, elle chancelait et elle serait tombée si on ne l'avait retenue. La marche était devenue impossible avec la privation momentanée de la vue. La sensation de chatouillement était à peine marquée, le frôlement de la plante des pieds n'entraînait que des reflexes extrêmement légers. Si on disait à la malade d'aller toucher de son pied la main placée à quelque hauteur au-dessus du lit, elle n'y parvenait qu'après de longues oscillations et comme par décharges musculaires, les mouvements musculaires et les efforts pour produire ces mouvements étaient disproportionnés, on lui faisait croiser les jambes les yeux fermés, et elle les croisait presque à angle droit au milieu du plus grand désordre. Les douleurs fulgurantes étaient devenues plus rares. La vue était fort troublée, elle n'y voyait pas à distance, mais les mouches et les lumières du début avaient disparu. La malade se plaignait de violentes douleurs occipitales.

L'auscultation du cœur ne donnait aucun signe morbide. Le pouls était à 72. La température axillaire à 36°,8.

Tout ce qui suit est toujours la reproduction de ce qui a été consigné au sujet de cette intéressante ataxique sur les registres d'observation de M. A. Voisin.

Juillet 1870. — La malade a des hallucinations de l'ouïe, elle entend des injures et des menaces, elle croit même connaître les personnes qui les prononcent.

Septembre. — Presque tous les jours, la malade a des hallucinations. On l'appelle *vache*, on l'injurie. La sœur Artémise l'accuse d'avoir été voler à Rome. Les douleurs fulgurantes reparaissent dans la jambe gauche. Comme traitement, ventouses le long des lombes, injections sous-cutanées de morphine. Rien de nouveau pendant octobre, novembre et décembre.

7 *juin* 1871. — Hallucinations de la vue à la suite desquelles surgit une exaltation violente. La malade se dit tourmentée toute la nuit par les invisibles. Elle s'arrache les cheveux pour qu'ils n'aillent pas s'y cacher.

Elle est un peu calmée à l'aide de deux centigrammes de morphine.

16 *septembre* 1871. — On fait l'examen des muscles des jambes avec un appareil électrique. On constate que ceux de la jambe droite ont perdu toute leur contractilité. A la jambe gauche, on obtient quelques reflexes musculaires dans la région externe, les premiers se contractent, mais ceux de la partie postérieure restent insensibles à l'excitation.

21 *septembre.* — La malade voit ses enfants, tous nus; battus par des parents de la maîtresse de son mari.

22 *novembre.* — Depuis quelque temps, l'agitation de la malade est d'une violence inouïe, elle brise tout, elle crie, elle injurie, elle

veut aller à la préfecture pour faire arrêter le chef de service et la surveillante.

24. — On continue les injections, deux centigrammes. La malade vomit cinq à six heures après ces injections.

Décembre 1871. — Les hallucinations de la vue et de l'ouïe persistent.

Fin juillet 1872. — La malade demande qu'on l'envoie aux bains de mer. Elle nous dit *qu'elle a des millions* au bureau, qu'elle peut bien faire ce voyage et ces dépenses. Nous ferons remarquer que jusqu'ici la femme Drouet n'avait pas encore présenté d'idées de richesses.

9 *avril* 1875. — Même état, elle veut s'en aller, c'est *indigne* de la *conserver*, elle *paie* 600 *francs par mois*.

Elle n'a ni amblyopie, ni embarras de la parole, ni inégalité pupillaire, pas de tremblement des mains.

17 *mai* 1876. — Même état, elle parle toujours des invisibles. « J'entends dire que l'on m'a donné *le château de M...* près Nancy, et celui *de B...*, une dame m'a *laissé une rente de* 300 *francs par mois*.

5 *janvier* 1877. — Diarrhée, nausées, nous la trouvons avec des sueurs abondantes, les invisibles *lui donnent des douleurs partout*, la font *aller à la selle*. Elle est pâle, affaiblie.

6 *janvier*. — Elle demande que les invisibles lui rendent ses décorations et 148 millions qu'ils ont à elle.

23 *janvier* 1880. — Même état mental, très amaigrie.

Le 8 *avril* 1881. — Nous allons la voir pour faire sa connaissance et voici ce qu'il nous a été donné d'observer : au point de vue mental, la femme D... a conservé en partie la mémoire du temps passé, des noms et des choses. Elle nous dit qu'elle a 66 ans, qu'elle a eu dix enfants, que son mari est forgeron, que son père, ancien soldat, est mort d'une maladie de cœur à la suite de nombreuses attaques dans les jointures, que sa mère est morte très vieille, qu'elle-même n'a jamais été malade à part quelques rhumes contractés dans les grands froids alors qu'elle était obligée de courir d'un côté et d'autre pour ses ventes. Elle nous dit que c'est à l'âge de 49 ans après la cessation des règles qu'elle a eu ses douleurs *surprenantes* dans le dos et dans les jambes, avec vomissements et troubles de la vue. — Ce sont les sorciers et la maîtresse de mon mari qui me les ont envoyées. »

— Mais vos dix enfants de quoi vivent-ils ?

— Ils *vivent de leurs rentes*, de *l'héritage de leur grand père*, qui montait à 50 fois 100 millions.

— Et vous, êtes-vous riche ?

— Moi, je n'ai rien, mais on me fait 1.500.000 par mois de revenus, mon mari m'a faite baronne.

— Voyez-vous bien ?

— Je vois déjà trop pour tous ces invisibles que j'entends tous les jours, et qui entourent mon lit la nuit.

Nous demandons à l'infirmière si elle fait sous elle, et la malade répond que les invisibles l'empêchent d'aller à la selle et qu'ils lui envoient ses douleurs d'estomac.

Au physique. — La malade est réduite à sa plus simple expression. Elle n'a que la peau et les os. Ses téguments sont terreux et ridés, le facies très étiré. Elle reste insensible au froid et aux piqûres, les reflexes du tendon du triceps brachial et rotuliens sont abolis. Nous lui faisons toucher de son pied la main placée perpendiculairement à son lit, elle ne peut y arriver et dépasse de beaucoup le but, qu'elle voit cependant. Nous la faisons lever en présence de M. Voisin, elle ne peut se tenir debout même avec les yeux ouverts.

A l'auscultation, ses poumons donnent tous les signes de l'emphysème, l'inspiration est humée ; l'expiration est prolongée, beaucoup plus longue que l'inspiration avec râles secs nombreux. Le thorax est en tonneau, à la prercussion il résonne comme un tambour.

Les battements du cœur sont réguliers et forts. Le pouls est de 79 pulsations à la minute.

La rate n'est pas limitable, ce qui prouve en faveur de son état normal. Le foie ne dépasse pas les fausses côtes.

Son appétit est des plus réguliers. Elle mange ce qu'on veut bien lui donner.

Voilà une observation intéressante à plus d'un titre et dans laquelle les troubles psychiques ont eu chacun leur époque fixe, mais dépendant tous de la lésion médullaire primitive. La vésanie est bien ici le résultat exclusif de la propagation à l'encéphale de la dégénérescence organique de la moelle. La porte d'entrée de la folie a été la sclérose des cordons postérieurs, sclérose qui avant d'être ascendante est restée localisée à l'axe spinal et s'est manifestée au-dehors par les altérations physiques ordinaires des ataxiques. Cinq ans s'écoulent, la malade n'est toujours qu'ataxique, mais l'affection qui semblait assoupie gagnant l'encéphale, l'ataxique quoique bien née devient successivement hallucinée, persécutée, maniaque, enfin ; et comme tout vésanique veut être heureux à sa manière, la nôtre s'adjuge 1,500,000 *de revenus*, des *châteaux* et le titre de *baronne*.

Observation XVI (Inédite).

Delirium tremens. Idées de satisfaction. Délire des grandeurs et des richesses.

M. X..., âgé de 32 ans, de constitution robuste et vigoureuse, est conduit à la maison de santé le 25 mai 1880.

Il est capable des plus grandes choses, il écrit comme personne, il va faire des livres, des ouvrages qui vont lui rapporter beaucoup d'argent et d'honneur.

Il se sent très fort, se trouve très heureux. Les pupilles sont égales, pas de trouble de la parole. Tremblement considérable des mains, insomnie, hallucinations de l'ouïe, pas de vue d'animaux. Les hallucinations de l'ouïe sont effrayantes, il se lève brusquement, est même violent.

Le médecin de l'établissement diagnostique : paralysie générale au début.

Conduit à Sceaux, il se sauve tout nu dans le parc de la maison. Les idées de grandeur et de satisfaction persistent. Le lendemain son haleine exale une odeur très prononcée d'eau-de-vie ; l'air de la pièce a conservé même cette odeur toute la journée.

On ne lui connaît pas d'habitudes alcooliques antérieures au su de ses amis intimes qui le voient tous les jours.

M. X..., ne boit que deux verres d'absinthe par jour.

Huit jours avant cet accès de *delirium tremens*, il avait eu des douleurs articulaires légères sans fièvre, mais avec anorexie et malaise général.

M. Voisin qui est appelé, le voit à Sceaux chez M. R..., X... le reconnaît pour l'avoir vu à la maison Dubois. Le soir de la visite de M. Voisin, M. X... ne présente plus de délire, il est lucide, et rentre à Paris dans sa famille, absolument guéri.

M. Voisin nous dit que c'est un cas de *delirium tremens* en tout semblable à celui qui survient chez les opérés qu'on a privés de l'excitation alcoolique, et si ce n'est pas du *delirium tremens* c'est encore moins de la paralysie générale comme le voulait le médecin de la maison de santé.

Observation XVII

Recueillie dans le service de M. A. Voisin.
Alcoolisme subaigu. Idées de grandeur ; délire expansif; langage obscène.

La nommée Cordier Léonie, âgée de 38 ans, modiste à Paris, entre une première fois dans le service de M. A. Voisin le 4 juillet 1878. Ses certificats d'entrée sont les suivants :

Le premier de M. Legrand du Saulle porte : Préfecture 28 juin 1878.

Alcoolisme chronique, anxiété mélancolique confuse, hallucinations de la vue, peur d'être poursuivie, insomnie, céphalalgie, demi-hebétude, actes absurdes ; cette malade doit être placée dans un hôpital d'aliénés.

Le deuxième de M. Magnan est ainsi conçu : Sainte-Anne 29 juin 1878.

Est atteinte de délire alcoolique avec hallucinations pénibles, elle aperçoit des animaux, elle est effrayée : elle entend les gémissements et les plaintes de sa fille.

Le 5 *juillet* 1878. — Le lendemain de son entrée, M. Voisin dans son certificat d'entrée dit : « calme en ce moment, reconnaît avoir eu un accès de folie. »

La malade sort le 17 juillet 1878.

On n'entend plus parler de la femme Cordier jusqu'au 19 mars 1880 époque à laquelle elle se fait ramener à la préfecture, d'où on la transfère à Sainte-Anne pour être conduite de là à la Salpètrière.

Ses certificats sont : Le premier de M. Lasègue. Préfecture 19 mars 1880.

Manie aiguë, deuxième accès, le premier traité à la Salpétrière et ayant duré quinze jours, rechute récente.

Le deuxième de M. Magnan, Saint-Anne 20 mars 1880. Est atteinte de paralysie générale avec excitation et idées incohérentes de satisfaction, hésitation de la parole.

Enfin M. A. Voisin certifie ce qui suit le lendemain de sa nouvelle entrée dans son service.

« Alcoolisme subaigu, excitation, loquacité, paroles obscènes, idées *de grandeur* ; exagération vantarde. »

Nous lisons dans les notes prises à la Salpêtrière sur cette malade : « Le matin à la visite du 24 mars, elle arrive auprès de nous en parlant tout à coup de toutes espèces de choses, entr'autres du duc Decazes qu'elle a été voir sur son phaëton, du grand duc Constantin qui va venir l'épouser, de la police à qui elle fait la nique dans les Champs-Elysées, d'une exposition de chats et de femmes qui avait été faite exprès pour toutes les gens qui lui donnaient deux à trois francs, de chats qu'on montrait pour deux sous et qu'on mettait en rang, d'un M. Tournus qui lui donnait 100 francs par semaine avec quoi elle a acheté un petit manteau en alpaga. Elle nous raconte que ce monsieur l'a menée au bois, à la cascade. Elle nous parle encore d'un russe qui l'a menée partout. Elle nous parle de brosses à nettoyer les dents qu'elle donne aux femmes pauvres et à toutes les femmes de service. M. Andrieux, continue-t-elle, m'a adoptée pour sa fille, je suis amoureuse de M. Ansart, « ma fille sera mariée au grand duc Constantin, elle tombera le jour du mariage à l'autel, il faudra mettre un voile... je suis la fille du diable, j'ai été trouvée rue d'Enfer, je suis née d'une vierge, on a bien fait de la faire monter là haut, au deuxième ciel..... j'avais 30.000 francs, on me les a volés, ils m'ont pris ma virginité etc. A ce moment elle prend une attitude particulière.... il n'y a plus d'archevêque à Paris... j'ai plusieurs races de lions, je veux manger des côtelettes de lion, de tigre et de serpent à la tartare parce que j'aurais pris le dard d'un coup de plume etc. » Elle ne cesse de parler avec des intonations de voix diverses et sur un ton tantôt doux, tantôt très élevé.

La femme Cordier a le front haut, pupilles égales, traits réguliers, oreilles bien faites, symétriques, vue normale, elle reconnaît bien les couleurs, l'ouïe normale, elle reconnaît très bien le poivre à l'odorat, langue saburrale, pas d'ataxie de la langue ni des lèvres, elle articule bien les mots, pas de bégayement, l'haleine est fortement bromurée, pas de pléiade ganglionnaire, ni de goître, pas de douleurs vertébrales le long du rachis ni à la pression, ni spontanées, pas de souffle au cœur. Pendant qu'on l'ausculte elle se tait et retient sa respiration, on n'observe rien de particulier à l'auscultation des poumons et du cœur, la force musculaire est conservée, la marche est facile et aisée, pas d'anesthésie ni d'hypresthésie de la peau. Souvent quand elle parle sa figure prend une expression de satisfaction et de grande béatitude, elle parle de ses appas, de ses amants qui disent qu'elle est très sensuelle et si on la laissait faire elle se serait déshabillée complètement, elle relève ses robes avec des gestes.

Les températures crâniennes donnent : 34° pr. la t. fr. 35°,6 pour la temp. temp. droite ; 36°,5 pour la temp. temporale gauche ; 35°,8 pour la t. post auricul. droite; 36°,5 pour la temp. bregm.; la température de l'aisselle est de 37°.

Les deux mains étendues loin du corps tremblent notablement. Comme traitement on lui donne de la tisane de jaborandi, une potion avec l'acétate d'ammoniaque, des pédiluves sinapisés.

Le 7 avril. — La malade étant un peu plus calme on prend ses températures crâniennes, on trouve : t. frontale, 33°,5 temp. dr., 34° l'auricul. droit 36°; l'auricul. gauche 36°,5; le tempor. g., 34°,7; bregm. 35°,4; l'axillaire 37°,2.

Le 27 avril. — Elle a reçu un coup hier d'une autre malade qui l'a précipitée la face contre terre, il en est résulté une contusion à la partie supérieure droite du front, son délire maniaque reparaît plus violent, idées de grandeur, incohérence, paroles obscènes, langage ordurier, sale, prononciation très nette, pas d'inégalité des pupilles, pas de tremblement ni des lèvres ni de la langue.

Vésicatoire permanent à l'occiput et aux bras, injection sous-cutanée de pilocarpine.

Le 7 mai. — On continue les injections de pilocarpine; depuis deux jours la dose ayant été augmentée, on obtient d'abondantes sueurs.

28 *mai.* — Le délire continue avec de l'agitation, incohérence, elle parle de robes d'or et d'argent. Quand nous lui demandons ce qu'elle fait de ses richesses, elle nous répond qu'elle nous les a confiées, ainsi que ses robes, étant les premiers ministres; elle prend toujours un extérieur lascif, elle s'embrasse les mains avec bruit. Elle parle de cinq millions pour ses *russes* et pour Jérôme Bonaparte. Elle prend un des assistants pour son père, la parole est toujours nette ainsi que l'articulation des mots, pas d'ataxie de la langue ni des lèvres, pupilles égales.

Injection sous-cutanée de codéine, un centigramme d'abord qu'on augmente progressivement tous les jours.

18 *juin.* — Menstruation.

27 *juin.* — On est arrivé à injecter à la femme Cordier jusqu'à 0,30 de codéine sans déterminer aucun phénomène physiologique, il

n'est survenu qu'un petit abcès à l'endroit de la piqûre, on remplace les injections par une potion au sirop de codéine.

30 *juin.* — La malade ne peut plus tolérer le sirop de codéine. Hier 0,10 seulement l'ont jetée dans l'abattement.

2 *juillet.* — On a suspendu la codéine on lui a lui a substitué les injections de morphine.

Observation XVIII

Absinthisme chronique. Délire ambitieux, idées de satisfaction, de grandeur, d'orgueil.

(Observat tirée des *Annales médico-spychologiques*, 1863 ; 3e série p. 47)

Le nommé R..., 32 ans, boit depuis sa jeunesse beaucoup d'absinthe et éprouve depuis plusieurs années un peu d'amnésie, beaucoup de faiblesse de caractère et une diminution de sens moral.

Pendant son séjour à Bicêtre, il manifeste des idées d'orgueil, d'ambition et de fortune : « maintenant je suis artiste, je ne ferai plus payer mes tableaux ; j'ai assez pour vivre, j'ai payé ma dette à l'humanité, je vivrai pour moi et mes amis. Je suis un des premiers apprentis de Paris : j'ai fait l'hôtel Bristol. Tous mes voisins (les autres malades de sa salle) ne sont pas dignes de moi. Je rougis d'être marié à une femme qui ne sait pas lire, etc. »

Tous ces phénomènes ont complètement disparu au bout de deux mois de séjour à Bicêtre, et le malade après quatre mois de traitement, est sorti entièrement guéri de tout symptôme d'alcoolisme.

— Un autre malade atteint d'alcoolisme chronique présentait avec un état d'abrutissement très prononcé, un délire de grandeur, parlait de la facilité qu'il a d'avoir 100.000 francs quand il voudra et du vin autant qu'il désirera en boire ; il disait qu'il était devenu très riche dans son commerce, tandis qu'il s'y est ruiné.

Observation XIX

Alcoolisme chronique. Incohérence avec idées prédominantes de grandeur.

Au n° 4 de l'infirmerie, cinquième division (service de M. Voisin), à Bicêtre est couché le nommé L..., 28 ans, marchand de vins, entré le 22 janvier 1861. Depuis six ans, nombreux excès alcooliques, consistant principalement en vin, peu de liqueurs.

La femme raconte que depuis un an au moins, le caractère de son mari s'est complètement modifié; il est devenu violent, bizarre : elle l'amène à cause de ses colères et d'actes incohérents, qu'il fait depuis quelques jours sur la voie publique et dans sa boutique de marchand de vins. Il donne du vin sans se faire payer, dit qu'il n'a pas besoin d'argent parce qu'il est assez riche et a fait des commandes de vins qui dépassent ses ressources.

État actuel. — Il présente le type abruti, hébété au plus haut degré, il tremble de tous ses membres, des lèvres, de la langue, de la tête; mouvements continuels de bas en haut et de haut en bas de la mâchoire inférieure; le malade reste dans un coin de la salle sans bouger. Sa parole est tremblante comme lorsqu'on grelotte de froid, incohérence incomplète des idées : il ne sait où il est, croit être ici depuis vingt mois. A ma question : où êtes-vous ici ? Il répond : « A une lieue, je suis Renaud. » Il parle tout seul et divague complètement. Dans d'autres moments, il s'inquiète de sa femme, et se demande ce qu'elle doit penser de son absence. A ma question : souffrez-vous ? Il répond : « Comme ci, comme ça ; je ne suis pas fort sur les boissons, S .. M..., il faut que je retourne chez nous. » Tout cela est articulé sans la moindre expression de physionomie. Je lui demande si son commerce lui a réussi : « Je puis avoir du vin tant que je veux ; sur ma signature, j'aurais de suite 100,000 francs. »

Incohérent, a perdu la mémoire des dates. On ne peut lui faire desserrer les dents, pupilles égales, pas de troubles de la motilité, peau froide; pouls de force moyenne ; 72 pulsations. Bain, deux portions.

Le 1er *février*. — Le malade commence à se promener dans les cours, et présente beaucoup moins d'incohérence. Dans la salle, il s'occupe des autres malades paralytiques généraux, couchés dans leurs lits, les mouche, borde leurs couvertures, leur propose à boire et leur parle avec affection.

10. — Le malade va travailler à la terre.

25. — L'état est à peu près normal ; plus d'idées de richesse. L... reconnaît que ces idées de richesse sont en effet de la maladie et que la cause doit être le vin. Il demande à retourner auprès de sa femme. Plus de tremblement des mains, des lèvres ni de la parole.

15 *mars*. — Exeat. Il ne conserve plus de sa maladie qu'un peu d'hébétude de la physionomie et un peu d'amnésie.

N. — Voir page 37, trois petites notes personnelles prises sur trois alcooliques chroniques, chez lesquels le délire de satisfaction, des grandeurs et des richesses dominait toute l'attaque expansive (internat 1875-1878).

Observation XX

Empruntée au mémoire que M. A. Voisin a présenté à la *Société médico-psychologique* en décembre 1861 (de l'état mental dans l'alcoolisme aigu et chronique).

Absinthisme chronique. — Délire de satisfaction de soi-même, idées de richesses.

S..., commis de commerce 35, ans, entre le 4 mai 1861 à Bicêtre, cinquième division, première section, service de M. Félix Voisin.

Père ivrogne et débauché, mort d'apoplexie au dire du malade, mère et sœur mortes d'une affection de poitrine (toutes deux avaient eu de grands chagrins de famille).

A eu en Afrique les fièvres, des maladies vénériennes, pas de syphilis.

Depuis de longues années nombreux excès d'absinthe (cinq à six verres par jour et souvent absinthe pure) il en était arrivé, c'est l'expression dont il se sert, à un état d'abrutissement tel, à une perte si complète de la mémoire que personne ne voulait plus l'occuper, tellement on le considérait comme compromettant.

Depuis deux ans, privé de moyens d'existence il a cessé de boire de l'absinthe ; c'est depuis cette époque qu'il a commencé à ressentir un malaise général, une sensation pénible à l'épigastre, comparable à un besoin incessant de manger.

Le 3 mai 1861. — Il y a deux jours il fut entraîné par des camarades et but six verres d'absinthe pure. Il tomba dans l'ivresse, ramassé sur la voie publique, il fut amené à la préfecture de police. Là il se livra à des actes de violence éprouva des hallucinations, assista à un combat d'éléphants, de rhinocéros dans les îles de Ceylan et entendit les grognements de ces animaux. Il sentait et voyait en même temps des serpents grisâtres lui mordre les jambes et se rappelle qu'il les frappait pour les chasser.

Etat actuel. — Il me raconte avec calme et netteté tout ce qui s'est passé à la préfecture, sans hésitation ni tremblement de la parole et des lèvres, pouls régulier, de force moyenne 68 pulsations, pupilles irrégulières, celle de gauche plus large (à l'œil gauche strabisme consécutif à une blessure du nez) ; celle de droite presque immobile.

Il porte dans son extérieur un air de satisfaction de soi-même qui s'accompagne d'un rire un peu hébété. Il dit *être riche*, *très riche*, *possède des palais* enchantés, de *nombreux serviteurs* ; hier il se voyait dans le *paradis* de Mahomet, au milieu de femmes à son service. Il parle avec emphase de ses talents.

Il a à un léger dégré conscience de son état ; il a perdu tout sentiment affectif. Mémoire saine.

Aucun phénomène paralytique dans les membres ni dans la langue. Tremblement des mains, la marche est rendue difficile par une douleur fémoro-tibiale gauche pour laquelle il y a quelques jours on lui a appliqué des ventouses scarifiées. L'agitation qu'il présentait dans les deux jours qui ont suivi son entrée disparaît le 7 mai. Pendant un séjour de six mois à Bicêtre son état ne s'améliore pas, il conserve un air bien net de satisfaction personnelle, commet des actes de méchanceté, conserve toute sa force musculaire, perd tout sentiment affectif, répète à chaque instant qu'il n'est pas malade, ne sait pas se conduire avec les autres malades et reste toutes les journées indolent, incapable de se rendre utile. Il est transféré le 16 novembre 1861 à l'asile de Fains où il est encore.

Voici son état actuel à Fains d'après les renseignements que vient de me transmettre mon ami M. le Dr Bonnet, médecin adjoint de l'asile d'aliénés de la Meuse.

Il est insouciant sans aucune spontanéité. très satisfait de lui-même et de sa vie passée, il est *très prétentieux* sans cependant présenter les conceptions délirantes ambitieuses multiformes qui accompagnent la paralysie générale.

Les sentiments affectifs ont subi un commencement de destruction. Salive présente de l'inégalité des pupilles et un tremblement du cercle ciliaire. La pupille gauche est plus large (ce signe se trouve expliqué par l'ancienne blessure du nez dont nous avons parlé au commencement), pas de tremblement de la langue, pas de mouvements fibrillaires du visage, mais quand il parle, un peu de lenteur dans l'articulation des mots. La démarche est lourde ; le malade est propre. Ni glycosurie, ni anesthésie, ni analgésie, teinte violet bleu de la peau peu intense.

Observation XXI

(Empruntée au traité de la paralysie générale de M. A. Voisin, p. 102)
Délire des grandeurs et des richesses pendant la période mélancolique et hypochondriaque de la paralysie générale au début.

La dame S... entre dans mon service le 8 avril 1875.

Aucun antécédent morbide, aucun trouble mental jusqu'au moment où a commencé la maladie actuelle, il y a environ sept jours. Elle est mariée, a été très maltraitée par son mari au point qu'elle avait demandé sa séparation, il y a sept ans, mais sans l'obtenir.

Son mari vit avec sa servante et en a eu deux enfants, la malade le sait, il entrait dans de violentes colères et, avec un sang froid étonnant, il traînait sa femme dans les escaliers, etc. ; un jour il a jeté sa belle-mère dans un ruisseau.

Il y a sept jours, la malade s'est mise à plusieurs reprises à dire : « je ne mange plus ». La concierge de sa maison l'a engagée à manger ; le lendemain matin cette femme n'a pu lui faire ouvrir la porte de sa chambre ; elle répondait qu'elle avait perdu sa clef, qu'elle ne pouvait ouvrir ; on est allé chercher les agents qui l'ont amenée à la préfecture.

A son entrée, pupilles égales, contractées, vue normale, elle lit facilement, elle ne reconnaît pas le poivre à l'odorat ni au goût, elle le reconnaît à la vue, pas de tremblement de la langue ni des lèvres, langue saburrale.

Membres bien faits, forts, gras ; pas de tremblement des mains, pas d'ataxie ; force musculaire normale ; marche facile, sensibilité normale.

Hier, à son arrivée, elle était dans une agitation très grande et s'est livrée à des actes de violence, elle ne s'en souvient pas ; pendant que je lui parle, elle se redresse brusquement et les yeux fixes, elle dit : « on me rend justice là bas. »

Elle paraît aussi avoir entendu des injures qui lui étaient adressées, elle répond aux questions qu'on lui pose sur ce sujet, elle dit qu'elle a senti de mauvaises odeurs, « comme quelque chose de corrompu », mais qu'elle n'a pas senti de mauvais goût, enfin, qu'elle a senti « comme des bêtes rouges qui lui montaient après les jambes. »

Il est assez difficile d'obtenir des renseignements précis, son attention étant occupée ailleurs ; elle interrompt ses réponses par les propos les plus incohérents entr'autres : « Entendez-vous ce qu'ils disent, ils se battent pour Eugénie et vont remporter victoire ; c'est très facile à entendre, et ça a l'air de venir du centre d'ici ; vous entendez les gardes qui trompent du son. »

La parole est par moment gênée un peu par suite de l'absence des dents antérieures.

On observe également des troubles de mémoire : ainsi, elle ne sait pas le jour de la semaine et croit être arrivée ici depuis plusieurs jours; elle dit qu'elle est mariée, puis qu'elle ne l'est pas, qu'elle n'a plus d'enfants, etc...

Hier, à son entrée, son langage était des plus incohérents, et l'on a remarqué à plusieurs reprises, des idées de richesse et de grandeur, c'est ainsi qu'elle disait être impératrice.

Le 15 *mai.* — Elle n'a pas conscience de son état, rit d'une manière exagérée ; la parole n'est pas troublée ; les pupilles sont égales.

On remarque un léger tremblement de la langue tirée hors de la bouche.

Le 9 *juin*. — Ne se souvient pas avoir dit qu'elle était riche, impératrice, mais elle dit que tout ce qui est ici lui appartient, puis elle parle de branches de bois qu'elle a cachées dans un bois de feuilles de Paris, etc.... et termine en disant d'un ton orgueilleux : « notre nom est connu, ma famille le relèvera ; insulte M. Sim...... »

Le 27 *janvier.* — On remarque un léger tremblement du bord droit de la langue et de la commissure labiale droite. L'état mental est amélioré

Elle ne dit plus entendre de voix.

Elle ajoute que le sang lui est monté à la tête et que, comme maladie, elle a encore de la faiblesse ; elle demande si elle ne serait pas faible d'une maladie de cœur et à ce moment les larmes lui viennent aux yeux, il existe en effet de l'endocardite chronique avec des palpitations.

Le 3 *novembre* 1876. — Attaque apoplectiforme suivie d'hémiplégie à gauche et de contracture qui atteint la main et le poignet gauches.

Le 1er *décembre.*— La démence s'accentue davantage depuis cette attaque. En octobre 1877 la malade est encore très souffrante de sa maladie de cœur, d'enflure du membre supérieur gauche et des deux membres inférieurs, mais l'état mental s'est beaucoup amélioré, il n'existe plus d'idées de grandeur. La parole est nette, la mémoire demeure affaiblie ; le caractère seul reste détestable. Elle se laisse aller à des violences de langage contre un neveu qui a pris soin d'elle.

Observation XII

Délire des richesses avec prédominance d'idées de perfection physique pendant la période expansive du début de la paralysie générale (Asile de Quimper).

A notre arrivée en qualité d'interne à l'asile des aliénés de Quimper (septembre 1875) on nous montre le matin à la visite un pensionnaire couché à l'infirmerie et portant à la jambe gauche un appareil plâtré.

Il s'agissait d'un pensionnaire qui fraîchement amené à l'asile à la suite de violences exercées contre sa femme, et de menaces à l'adresse de quelques voisins, avait essayé de s'évader. Il était monté sur le mur d'enceinte à côté de l'habitation de l'aumônier grâce aux treillages et aux clous qu'il a trouvés, seulement en se laissant tomber du côté opposé du mur bordé d'un fossé, un accident malencontreux lui est survenu qui a arrêté son évasion. La jambe gauche lui refusait tout service. Appelées par ses cris des personnes de l'hôpital à côté sont accourues et ont ramené M... à l'asile.

M. M... avait une fracture des deux os au tiers inférieur de la jambe gauche. On le monte à l'infirmerie où il est depuis une quarantaine de jours quand nous prenons le service d'interne.

Chose curieuse, durant tout le temps qu'a mis cette double fracture à se consolider, le malade est resté calme, assez raisonnable ; vers la fin seulement ses pleurs ont recommencé ainsi que ses plaintes. C'était le signal du réveil de la maladie mentale.

Le malade en effet n'a pas tardé d'enlever lui-même son plâtre et de descendre au milieu des autres pensionnaires. Nous le trouvons à la visite dans une agitation croissante. Il chante et crie à haute voix, ce qu'il dit est incohérent et sans aucune suite. Il danse les bras en l'air, tourne autour de nous, lançant son pied à droite et à gauche. « Ah ! c'est moi qui vais te mo...onter une *chicque chapellerie* (il est chapellier de son état) *il n'y en aura pas* de *pareille dans* Paris, je *ferai le gros*, et je ne *vendrai qu'aux marchands* : vous ne *connaissez pas ma femme*, c'est *celle-là qui est* jolie et *qui s'y entend pour mener la barque. Ah ! sans elle il y a longtemps que je serais ruiné.* A ce moment le malade frappe dans ses mains, soupire profondément et pleure avec abondance ; on voit tous les mucles du visage se convulsionner, il veut continuer de parler mais plus il fait des efforts moins il y réussit, il tremble comme un roseau agité par le vent.

Nous passons : nous continuons la visite, et à peine sortions-nous du pensionnat que notre homme avait séché ses larmes et s'apprêtait à fumer une cigarette dans la plus inattendue tranquillité.

Il n'y a vraiment que le paralytique général pour vous faire de pareilles surprises et vous donner le spectacle de si rapides changements de décor.

Le soir, à table, M. Michel cherche discussion à ses voisins. Il prétend qu'ils ont plus à manger que lui ; et que les meilleurs morceaux lui sont échus eu égard à la forte (?) pension qu'il paie.

Le gardien intervient et envoie ce *trouble fête* terminer son repas ailleurs.

La nuit il ne peut pas rester au pensionnat, il hurle mille morceaux séparés, il trouble le repos ; on le descend en cellule.

Le 21 octobre. — En entrant dans sa cellule à la visite du matin, l nous traite tous de laiderons, d'horreurs à côté de lui, il nous montre avec vantardise ses bras nus sur lesquels il frappe alternativement en signe d'une force locale sans égale, il montre ses cuisses, ses mollets, son nez *bourbonnien*, ses yeux *véritables perles,* sa *gracieuse* moustache, son pied *si mignon* (il est gros, osseux, informe comme pas un). *Tout ça*, dit-il, *est fait au moule* et *puis je valserais nuit et jour*, il prend la main du directeur et fait mine de danser.

Nous lui faisons observer que pour un modèle aussi parfait il est bien débraillé et bien peu soigneux de ses vêtements, il n'en faut pas davantage; notre pauvre Michel verse un torrent de larmes, lance des jurons à l'adresse de l'administration et de ceux qui le détiennent à l'asile... « ils m'ont f... ici comme une v... m... et cependant ils savent bien prendre les sommes folles qu'on leur apporte... » ; c'est le moment opportun de s'en aller dans l'intérêt du malade pour éviter des manifestations trop expansives.

M. Michel est un chanteur goûté et un peintre non moins admiré... il a dépensé des *sommes considérables* dans *son tour de France*... c'était l'homme de toutes les soirées... à Pont-Labbé tout le monde l'admire surtout les jolies femmes... ce paralytique outre la claudication, reste de sa fracture, vacille sur ses jambes, un enfant le ferait tomber, il n'a pas plus de force musculaire qu'il n'a de volonté morale.

Un compliment, une promesse, le rendent doux et tendre, une caresse suffit pour faire tomber immédiatement sa colère.

La parole est très hésitante, surtout quand il s'anime, elle devient même à ce moment presque impossible, en même temps que les muscles de son visage se convulsionnent : mais bientôt d'abondantes larmes s'écoulent, c'est le signal de la *charge maxima* et conséquemment celui de la détente générale.

Nota. — Voir pages 50, 51, 52, 53, 54, une note personnelle et détaillée recueillie sur un mégalomaniaque type, de l'asile Saint-Athanase.

Ainsi donc que la *folie*, sous le toit de la paralysie générale, ou en dehors de tout trouble musculaire se présente à nous *bruyante* ou *silencieuse*, *expansive* ou *mélancolique*, le *délire des grandeurs* à des *degrés divers* est un signe commun à tous ses *états*.

Considéré *isolément*, ce signe n'est le criterium d'aucune *vésanie*, exclusion faite de la *mégalomanie*, et son universalité en clinique mentale est la négation de sa valeur *pathognomonique* dans la *paralysie générale progressive*.

CONCLUSIONS

I. — Le *délire des grandeurs et des richesses*, en général, consiste dans l'exagération en bien de tout ce qui regarde l'individu, dans l'ordre physique, intellectuel et moral.

II. — On ne peut établir de ce *délire* que les conditions physiques. Sa pathogénie restera dans l'ombre tant que l'homme ignorera le mécanisme et la localisation de la pensée.

Ce qu'on peut dire cependant avec quelque semblant de raison étiologique, au point de vue de sa fréquence, c'est que naissant généralement avec plus ou moins de *vanité* et plus ou moins d'*orgueil*, lorsque pour un motif ou pour un autre, l'équilibre est rompu dans nos idées, les vices d'origine s'exagèrent de préférence à tous les autres, et dominent de par leur droit d'aînesse la scène pathologique.

III. — Ce *délire* jouit aujourd'hui, en clinique mentale, d'une incontestable universalité.

Il dore toutes les *vésanies* en général, les unes d'une façon *passagère*, *accidentelle* et *intermittente*, les autres d'une façon *prédominante* et *prolongée* : il peut être *le frère* de toutes les folies, mais il ne saurait être en particulier *l'époux* d'aucune, en dehors de la *mégalomanie*.

IV. —On ne trouve pas seulement le *délire des grandeurs* que dans les *palais de la folie*. On le rencontre aussi sous la forme d'*idée fixe* et *passagère* dans certaines affections aiguës et chroniques des hôpitaux. Nous avons nommé la *fièvre continue*, les *fièvres intermittentes*, le *choléra*, l'*insolation*, à la *suite de couches*, dans l'*encéphalopathie rhumatismale*, dans le *ramollissement*, l'*ataxie locomotrice*, la *chorée*, la *syphilis*.

V. — Enfin il n'est pas jusqu'à certaines intoxications telles que l'*alcoolisme* et le *saturnisme*, etc., dans lesquelles, lorsque la *raison* captive a rendu ses armes et que la *bête* seule est en jeu, le *délire des grandeurs* ne prenne possession du *logis* et ne s'y étale avec pompes et fracas.

INDEX BIBLIOGRAPHIQUE

Esquirol. — Dictionnaire des sciences médicales, Paris, 1814.
Bayle. — Recherches sur l'arachnitis chronique, Paris, 1822.
Bayle. — Traité des maladies du cerveau et de ses membranes, Paris, 1826.
Calmeil. — De la paralysie chez les aliénés, Paris, 1826.
Esquirol. — Maladies mentales, Paris, 1838.
Leuret. — Traitement moral de la folie, Paris, 1840.
Calmeil. — Dictionnaire en 30 volumes. Art. Monomanie, Paris, 1841.
Parchappe. — Traité sur la folie.
Baillarger. — Annales medico-psychologiques, 1846.
Morel. — Etudes cliniques, t. I, page 1847, Paris.
Sauvet. — Annales medico-psychologiques, Paris, 1849.
Leudet. — Annales medico-psychologiques, Paris, 1850.
Brierre de Boismont. — Bibliothèque du médecin-praticien, t. IX, p. 495.
Billod. — Annales medico-psychologiques, 1850.
Lasègue. — Archives générales de médecine, 1853.
Guislain. — Leçons orales sur les phrénopathies, 1853.
Lasègue. — Thèse pour le concours d'Agrégation, Paris, 1853.
Cavalier. — Thèse sur la fureur épileptique, Montpellier, 1853.
Fabret. — Folie paralytique et des diverses formes de paralysie générale. Thèse de Paris, 1853.
Sauze. — Considérations sur la paralysie générale. Annales medico-psychologiques, 1854.
Delasiauve. — Traité de l'épilepsie, 1854.
Trélat. — Annales medico-psychologiques, 1855.
Linas. — Recherches cliniques sur la paralysie générale aiguë, Paris, 1857.
Devouges. — Paralysie générale d'origine saturnine. Annales, 1857.
Lunier. — Annales medico-psychologiques, 1858.

Calmeil. — Maladies inflammatoires du cerveau, 1859.

Falret. — De l'état mental des épileptiques, Paris, 1861.

Geoffroy. — Thèse de Paris, 1861.

A. Voisin. — Etat mental dans l'alcoolisme aigu et chronique (Mémoire), 1861.

Dagonet. — Traité des maladies mentales, Paris, 1862.

Broc. — De la méglomanie. Thèse de Montpellier, 1863.

Westphal. — Rabes dorsalis et paralysis universalis progressiva. All-Zeits chrift fur psych, 1866.

Baillarger. — Appendice au traité de Griesinger, 1869.

Foville. — Étude clinique sur la folie avec prédominance du délire des grandeurs, travail couronné par l'Académie de médecine. Prix Civrieux, 1869.

Doutrebente. — Recherches sur la paralysie générale. Thèse, Paris, 1870.

Fortineau. — Délire des grandeurs dans la paralysie générale. Thèse, Paris, 1872.

Dictionnaire de médecine et de chirurgie pratiques, t. xv. Art. Folie, 1872.

Dictionnaire de médecine et de chirurgie pratiques, t. II. Art. Délire, 1872.

Trousseau. — Cliniques de l'Hôtel-Dieu, t. II, 4e édition, 1873.

Fournier. — Leçons sur la syphilis, Paris, 1873.

Magnan. — Traité de l'alcoolisme, Paris, 1874.

Lancereaux. — Leçons sur la syphilis, 1876.

Voisin. — Traité de la paralysie générale, Paris, 1878.

Doutrebente. — Différentes espèces de rémissions dans la paralysie générale. Annales, 1878.

Imprimerie A. DERENNE, Mayenne. — Paris, boulevard Saint-Michel, 52.

Imp. A. DERENNE, Mayenne. — Paris, boulev. Saint-Michel, 52.

www.ingramcontent.com/pod-product-compliance
Ingram Content Group UK Ltd.
Pitfield, Milton Keynes, MK11 3LW, UK
UKHW020334180726
13839UKWH00002B/716

9 782329 610191